Liberar la ansiedad, invitar a la paz:

pequeños cambios que producen una gran diferencia

Liberar la ansiedad, invitar a la paz:
pequeños cambios que producen una gran diferencia

By Elisabetta Reist
Traducido de ingles a español Maria Mari Ros

ISBN: 978-1502753205

Diseño de portada y formato por Parry Design Studio, Inc.
www.parrydesign.com

Índice de contenidos

Introducción:
¡Despídete de la ansiedad!

*"Tengo el teléfono de mi mente disponible para
la paz, la armonía, la salud, el amor y la abundancia.
Así, cuando la duda, la ansiedad o el miedo intentan
llamarme, se encuentran con una señal de línea ocupada
-y pronto todos ellos olvidarán mi número."*
~ *Edith Armstrong*

¿Sufres de ansiedad y de ataques de pánico? ¿Quieres avanzar y conseguir tomar el control de tus propias emociones? ¿Estás dispuesto a permitir que la ansiedad y el pánico sigan debilitándote con sus trágicos efectos sobre tu vida? ¿NO? ¡Bien! Esta es tu oportunidad para tomar el control y hacer algo con esos demonios que han estado intentando arruinar tu vida. ¡Es tu momento para salir de esa cárcel!

Yo lo he hecho y tú también puedes hacerlo. ¿Estás dispuesto a hacerte una promesa a ti mismo y darte cuenta de que tú mismo tienes el poder para cambiarte en tus propias manos? Si es así, ¡enhorabuena! ¡Acabas de dar el primer paso para superar tu ansiedad y tus ataques de pánico!

A medida que comparto mi historia, voy a compartir los pasos que seguí para liberarme de la fuerza que el pánico y la ansiedad tenían en mi vida: cómo aprendí qué era lo que causaba mis ataques y las herramientas que utilicé para "despedirme de la ansiedad".

¿Por qué no hacemos nada para cambiarlo?

Muchas personas sufren de ansiedad y de ataques de pánico y no toman ninguna medida. Pero la acción es importante. Si sigues justo donde estás ahora, nunca cambiará nada. Y, de nuevo, te pregunto: "¿Estás dispuesto a seguir en este punto y dejar que la ansiedad maneje tu vida?"

Si vivir sin ansiedad ni ataques de pánico es tu objetivo, necesitas comprenderte a ti mismo y las creencias que te limitan.

Espero que estés dispuesto a cambiar, aunque sé que no siempre es fácil hacerlo. Es más fácil seguir en tu zona de confort. Puedes culpar a los otros o a tus circunstancias de tus ataques de pánico y ansiedad.

Cuando sufrí mi primer ataque de ansiedad, ni siquiera el médico sabía qué decirme, y, por supuesto, fue incapaz de ayudarme. Mis padres tampoco fueron de ayuda y pensaron que me reiría de esos ataques cuando cumpliera mis veinte años. ¿Por qué no se daban cuenta de que sufría, de que algo no iba bien de verdad? ¿Qué tenía que ver con mi edad? Tenía dieciséis años.

Muchas personas no toman ninguna acción para controlar su situación porque realmente no comprenden qué es lo que está causando sus ataques en primera instancia. Yo sé que no lo sabía. Pero debemos aprender más sobre nosotros mismos para cambiar nuestra situación y estar siempre libres de ansiedad. ¿No sería maravilloso?

Si vivir sin ansiedad ni ataques de pánico es tu objetivo, necesitas comprenderte a ti mismo y las creencias que te limitan. Una vez que sepas cuáles son y que estés dispuesto a liberarte de ellas, tu vida será más satisfactoria. Imagina lo maravillosa que podría ser tu vida sin el pánico y la ansiedad. ¿Qué sería posible si te liberaras de tus limitaciones?

Yo quería librarme de mis ataques de ansiedad e intenté hablar sobre ellos con un amigo de la familia. Él era psicólogo y estaba dispuesto a escucharme. Parecía comprender por qué estaba tan aterrada. Su consejo fue que escuchara a mi voz interior, para tratar de comprender lo que ésta estaba diciéndome. Yo descubrí que mis creencias me estaban impidiendo liberarme de mi pánico y de mi ansiedad. Pero, ¿y entonces qué? ¿Qué debía hacer? ¿Dónde estaban mis límites y cómo podría eliminarlos? ¿O era mejor transformarlos? ¿Transformarlos en qué? Ya lo ves, surgieron muchas preguntas. Y yo todavía no tenía una respuesta real.

No obstante, yo HABÍA aprendido algo.

¿De dónde viene la ansiedad?

El primer paso para liberarse de la ansiedad y la angustia que han estado manejando tu vida es comprender qué es la ansiedad, y de dónde viene. Entonces, reconocerás el poder de tus pensamientos. Sí, cada pensamiento que tienes puede o bien mejorar tu vida o bien debilitarla. La elección es tuya y hay muchos métodos para deshacerse de los pensamientos indeseados.

Todas nuestras emociones comienzan en nuestros pensamientos. Si sigues *pensando* en las cosas que te hacen sentir ansioso, sin lugar a dudas seguirás SINTIENDO ansiedad sobre ellas.

Si te centras siempre en lo que no quieres, lo atraes más. Así es como funciona *la ley de la atracción*. Funciona así para bien y para mal: sentimos más aquello en lo que nos centramos. Tenemos que elegir centrarnos en lo que queremos en vez de lo que NO queremos.

Sucede lo mismo con el estrés. Se trata de cómo pensamos sobre los hechos de nuestras vidas que nos producen estrés. Si piensas de forma negativa, tu estrés aumenta. Si puedes darle la vuelta a tu forma de pensar, tu estrés disminuye y al final desaparecerá.

Afortunadamente, hay algo dentro de nosotros que nos puede ayudar. Es nuestro sistema de guía emocional.

Sabrás si estás centrándote en lo positivo o lo negativo por cómo te sientas. Evidentemente, si te sientes bien estás centrándote en cosas positivas. Si tu estado de ánimo se encuentra bajo, estás centrándote en cosas negativas.

Esto nos conduce al paso siguiente:

Cambia tus pensamientos para cambiar tu vida

Lo primero que tienes que hacer es calmar tu mente. Yo lo logré gracias a la meditación trascendental.

La meditación trascendental es un método muy sencillo. Durante una ceremonia, se te otorga un sonido sagrado. Se trata de tu mantra. Lo repites durante tus sesiones de meditación, que suelen durar veinte minutos por la mañana y por la noche. A veces veinte minutos parecen horas, pero a veces pasan volando.

Este método ayuda a calmar tus pensamientos. En cualquier momento en que un pensamiento aparece, tomas nota de éste y lo dejas marchar. Los pensamientos que emergen son pequeños estreses que tratan de interrumpir tu meditación. Es importante que los dejes ir. Podrás ver que este método te ayuda de verdad a calmar tus pensamientos y a calmar tu mente. Te sentirás relajado e incluso dormirás mejor en caso de tener problemas de insomnio.

Este método se convirtió en mi pan de cada día durante mucho tiempo. Los resultados fueron rápidos y muy reconfortantes. La ansiedad y los ataques de pánico seguían azotándome de vez en cuando, pero tenían menos fuerza. En cierto momento, desaparecieron.

Existen otros métodos que puedes usar para calmar tus pensamientos, entre los que se incluyen muchas meditaciones creadas por gurús de India. También existe un método sencillo creado por un farmacéutico francés llamado Emile Coué. Yo lo he probado personalmente y puedo confirmar que ayuda. Lo que él descubrió es que una simple frase puede cambiar tus pensamientos si la repites constantemente. La frase es: "Cada día estoy mejor y mejor y mejor."

Cuando la ansiedad se te acumula, es muy importante cambiar tus pensamientos para reducir el impacto negativo del estrés. Los métodos expuestos son bastante eficaces. Pueden usarse no solamente cuando tu ansiedad hace acto de presencia, sino en cualquier momento durante el día, cuando tengas un rato para ello. Ayudan a mantener tus pensamientos calmados.

Herramientas para deshacerse de traumas y de creencias que te limitan

Estar alerta ante las creencias que te limitan es realmente el primer paso para liberarte y "despedir a la ansiedad." En cuanto comprendas qué es lo que está bloqueándote, podrás deshacerte de las creencias que te limitan. Hay una serie de métodos que puedes usar, solos o combinados con otras técnicas.

Muchas de estas herramientas están diseñadas para ayudarte a liberarte de los bloqueos energéticos que causa el estrés. Todo y todos en el universo somos energía. No existe la energía negativa ni la positiva. En realidad, depende de cómo valoramos esa energía. La energía no puede crearse ni destruirse, pero puede bloquearse, y cuando se bloquea podemos sentir síntomas de enfermedad o de angustia.

Todos vivimos sucesos en nuestras vidas que pueden hacernos sentir estrés. El estrés puede aparecer de forma cotidiana y puede tener un efecto inmediato o un efecto a largo plazo. Tenemos, no obstante, la capacidad de librarnos de ese estrés cotidiano. No tiene que dañarnos. Algunos tipos de estrés pueden transformarse sencillamente en energía positiva que nos ayudará en nuestro camino hacia la libertad.

> *No existe la energía negativa ni la positiva. En realidad, depende de cómo valoramos esa energía.*

Un método que está ganando popularidad en todo el mundo es la "técnica de libertad emocional" (EFT por sus siglas en inglés). Este método es fácil de aprender, todo el mundo puede usarlo y los resultados a veces son inmediatos. Ayuda a liberarse de las creencias que nos limitan que construimos en la infancia y que todavía nos causan estrés y ansiedad en nuestra vida. A veces se le denomina "acupuntura psicológica" sin agujas. Puedes aprender más sobre la EFT en *www.EFTuniverse.com*.

Otro método es el que se conoce como Retrazado Rápido. Se basa en los puntos de acupuntura, como la EFT. No obstante, se usan otros puntos más poderosos. Si quieres más información puedes visitar *www.remap.net*

Hay un tercer método conocido como la terapia "Age Gate" de cronorreflexología espinal. Actúa sobre tu columna vertebral en una vértebra concreta. Si sabes cuándo comenzó a manifestarse tu ansiedad, pueden trabajar con una luz blanca sobre la vértebra asociada a la edad que tenías cuando tu ansiedad se manifestó por primera vez. Este método puede retrotraerse incluso hasta ansiedades vinculadas con tus antepasados ancestrales. De hecho, las raíces de la ansiedad y de los ataques de pánico vienen insertadas en el subconsciente de tu mente. Solamente la cima punta del iceberg llega a aflorar. Aunque esta terapia todavía tiene que abrirse paso entre las terapias alternativas, puede

a medida que te liberas de las creencias que ya no te resultan útiles, tu autoestima comienza a crecer y aprendes a confiar en ti mismo.

ser extremadamente efectiva, y vale la pena investigar si los otros métodos no son efectivos a la hora de aliviar tus síntomas.

Ansiedad y baja autoestima

La ansiedad puede ser el resultado de traumas originados en tu infancia. Todo tipo de abusos pueden esconderse tras ella. El resultado de éstos es, a menudo, una baja autoestima. ¿Te resulta familiar? Sin embargo, a medida que te liberas de las creencias que ya no te resultan útiles, tu autoestima comienza a crecer y aprendes a confiar en ti mismo. Los acontecimientos que solían causarte estrés serán más fáciles de controlar.

A fin de descubrir las creencias que me limitaban y comprobar mi baja autoestima, comencé a buscar el sentido de mi vida. Leí libros y asistí a conferencias y seminarios. Era insaciable. No pensaba abandonar mientras esa ansiedad y ese pánico siguieran ahí.

Un día, mientras asistía a un seminario que no estaba directamente vinculado con mi ansiedad o el sentido de mi vida (o eso creía yo), sucedió que de repente descubrí cuál era el sentido de mi vida. El seminario era sobre Feng-Shui, sobre las energías que nos rodean. Energías que podemos dirigir para que nos ayuden y apoyen en vez de acorralarnos. Estábamos meditando cuando comprendí que podía regalar mi tiempo a otras personas para ayudarles a vivir una vida mejor. También comprendí que si nunca hubiera sufrido ansiedad y ataques de pánico en primera persona nunca habría encontrado el sentido a mi vida. ¿No es maravilloso?

Comprendí que todo en la vida tiene un significado. Sea lo que suceda en la vida de alguien, sucede para ayudar a esa persona a entenderlo así. En la mayoría de los casos ese "algo" es importante.

No te tomes demasiado en serio

Una de las mejores formas de reducir tu estrés y tu ansiedad es aprender a no tomarte demasiado en serio a ti mismo. Una vez que comprendí el poder de la risa, pude reírme de mi misma y de los sucesos de mi vida. Era libre de la autocondena y de la ansiedad que ésta conllevaba.

Sí, es mejor reír, no considerar que cada pequeño desafío es el fin del mundo. NO es el fin. Puede incluso ser el comienzo de tu mejoría. Sé capaz de reírte de lo que sucede. Es más fácil recuperarse de las cosas que ocurren si no piensas que son un drama.

Lee libros de humor, ve comedias, ríe y ríe. Ve a una clase de teatro, como hizo uno de mis clientes. Mediante el movimiento, la risa y los ejercicios que le indiqué, pudo curarse de una úlcera estomacal y reducir su estrés cotidiano.

La risa es buena para tu ánimo y tu salud general. ¿Sabías que un médico fue capaz de curarse a sí mismo leyendo historias de risa? Estaba seriamente enfermo, pero gracias a la "risoterapia" sanó.

Aprender a curarte a ti mismo mediante el amor y el perdón

Naciste para ser un sanador para ti mismo. Todos tenemos poderes curativos para nosotros mismos. ¿Lo sabías? Tienes que usar el tuyo. Puedes desarrollarlo para que se vuelva más y más fuerte. Puedes curarte a ti mismo, aprender a curar a los otros e incluso ayudar a los otros a curarse a sí mismos.

La sanación no consiste únicamente en librarse del dolor físico, sino también del psicológico, que a veces es incluso peor que un dolor de muelas. La sanación también pasa por establecer las relaciones personales adecuadas, conseguir un trabajo mejor o ganar más dinero. Todas esas cosas pueden aprenderse gracias a tu poder curativo.

Todos tenemos poderes curativos para nosotros mismos.

Y el paso más importante para sanarte es aprender cómo amarte y perdonarte a ti mismo y los otros.

Un día lo descubrí de golpe. Solamente podría "despedirme de la ansiedad" si era capaz de aceptarme a mí misma. Amarme a mí misma y perdonarme a mí misma. A muchos de nosotros se nos ha enseñado que es malo querernos a nosotros mismos. Pero no podemos culpar a nuestros padres por no habernos enseñado a querernos a nosotros mismos. Ellos no supieron hacerlo mejor. A ellos tampoco les habían enseñado. Pero no hay otro camino: tenemos que amarnos y perdonarnos. Este es el paso más poderoso, aunque a menudo también el más difícil.

Una vez que nos perdonamos y nos amamos a nosotros mismos podemos perdonar y amar a los demás. Tuve que perdonar a quienes no entendieron mi sufrimiento y pensaron que estaba inventándomelo o que solamente quería llamar su atención. Sabía que si seguía pensando en la incapacidad de los otros para entenderme ésta seguiría hiriéndome. Comprendí que nada me molestaría nunca más una vez que hubiera perdonado a los demás.

Puede que sientas que no quieres perdonar a aquellos que han estado hiriéndote durante tanto tiempo. Pero es de una importancia crucial. Somos los que más nos beneficiamos cuando somos capaces de amar y de perdonar a los otros. Piénsalo: no tenemos el poder de cambiar a los demás. Solamente podemos cambiarnos a nosotros mismos. Podemos elegir amar y perdonar a los demás a fin de facilitar nuestro propio proceso de sanación. Para saber más sobre un maravilloso proceso curativo llamado QiGong, visita *www.springforestqigong.com*

El amor fue concebido para actuar como la fuerza motriz de nuestras vidas. Si sufres de ansiedad, el amor no tiene cabida. De hecho, la ansiedad es lo contrario al amor. ¿Por qué? Porque la ansiedad es la ausencia de confianza. Así pues, acéptate a ti mismo. Ámate a ti mismo. Perdónate a ti mismo por haber dejado que la ansiedad entrara en tu vida.

Perdona a aquellos que te hirieron. A medida que aprendes a aceptar, amar y perdonar, aprendes a confiar en ti mismo. Esas acciones te liberarán totalmente. Ya no dependerás de las decisiones de los demás, ya no necesitarás la afirmación de los demás. Serás completamente libre. Tu corazón y tu mente estarán en paz.

Disfruta el viaje

Tu viaje alejándote de la ansiedad será emocionante. Hay tantas formas de sobreponernos a nuestra ansiedad, ataques de pánico o estrés... Escoge las mejores para ti. Puedes confiar plenamente en que puedes sanarte a ti mismo. Pero también ayuda tener una guía. Alguien que haya pasado por ello, como yo.

Yo encontré mi finalidad en la vida: ayudar a otras personas a ser libres y tener confianza. Libres de ansiedad, libres para recibir lo que quisieran de la vida. Tener confianza en que el universo nos ayuda. Esa es la verdad. Te ha llegado el turno de aprenderlo y aceptarlo. Y ¿sabes qué? Si lo deseas puedes ponerte en contacto conmigo y yo trabajaré contigo de forma privada.

> *La vida no debe ser una batalla. Debemos disfrutar del viaje.*

La vida no debe ser una batalla. Debemos disfrutar del viaje. Se nos dio la vida para vivirla al máximo. Si luchas con la ansiedad, no vives la vida con alegría. ¿Estás dispuesto a "despedirte de la ansiedad" y vivir con alegría?

La ansiedad: un enemigo real

"Nuestra ansiedad no le quita la melancolía al mañana, solamente le quita la fuerza al hoy"
-Charles Spurgeon

¡**E**nhorabuena por haber decidido leer este libro!

Como persona que ha atravesado épocas de ansiedad extrema, comprendo que estás pasando por una de las cosas más difíciles que puede vivir una persona.

Quiero comenzar este libro afirmando la realidad de lo que sientes ahora mismo.

La ansiedad es una emoción extremadamente desagradable, y puede aparecer súbitamente o de forma gradual, aumentando su intensidad. Además, es invasiva y te consume. Pronto te das cuenta de que pasa de ser un problema estrictamente privado y personal a afectar a tus relaciones, tu trabajo e incluso tu salud. Pronto sientes que sobrepasa tu capacidad de control.

Lo que hace que la ansiedad sea todavía más difícil de manejar es que es una experiencia difusa y subjetiva; la mitad del tiempo no puedes describir lo que está pasándote ni puedes explicar de dónde viene el malestar. ¿Cómo puedes hacer que la gente que te rodea comprenda algo que no puede verse? ¿Cómo puedes hacer que los otros entiendan que tienes problemas para entenderte a ti mismo?

Un observador casual podría estar dispuesto a juzgarte por sobrerreaccionar, por ser demasiado emocional o débil -o, todavía peor, por ser simplemente vago y querer llamar la atención. Te acusarán de que estás inventándote el problema, de que todo está en tu cabeza y de que lo creas tú. Y, cuando lo hagan, empezarás a preguntarte si hay algo que haces mal o si estás loco o tienes algún tipo de defecto.

No estás loco, y no hay nada que estés haciendo mal.

Quiero comenzar este libro afirmando la realidad de lo que sientes ahora mismo. La ansiedad se manifiesta de muchas formas diferentes y en muchos niveles de intensidad, pero es un hecho. Afecta a un número considerable de personas todos los días y en todo el mundo. Y sí, puede paralizarte y mantenerte lejos de la vida que mereces.

La ansiedad debilitante es un enemigo real.

Definiendo la ansiedad

Puede que nos interese empezar por definir qué es la ansiedad.

La ansiedad es una emoción universal. Casi todo el mundo ha sufrido algún grado de ansiedad en un momento u otro de su vida. Aquellos que nunca han sentido ansiedad son excepciones muy poco habituales, ¡de hecho puede que ni existan!

Mientras que las señales y los síntomas de la ansiedad varían entre una y otra persona, se considera de forma general que la ansiedad es un abanico de emociones desagradables. La palabra española ansiedad viene del latín `anxietas'` y/o `anxius'`, raíces que significan *"apretar fuerte"*, *"estrangular'"* o *"sostener un peso con sufrimiento"*. Es un sentimiento de desasosiego y de aprensión, habitualmente relacionado con algo que todavía no ha sucedido.

El efecto de la ansiedad en una persona puede sentirse en campos muy distintos. Tu cuerpo puede sentir tu ansiedad bajo la forma de distintos dolores y sufrimientos: tensión muscular, náuseas, vómitos, temblores, opresión en el pecho, dificultad respiratoria e incluso dolores de cabeza tensionales. Mentalmente, la ansiedad puede sentirse como confusión, dificultad para concentrarse, problemas de memoria, hipervigilancia y pensamientos obsesivos. También puede estar asociada a emociones como la ira, la depresión y el miedo a perder el control o a morir

Generalmente, la ansiedad es una incomodidad relacionada con algo no identificado, de forma que el sentimiento parece vago e indescriptible. Cuando la incomodidad tiene un motivo concreto, la palabra que se utiliza es, habitualmente, miedo, en vez de ansiedad.

¿Está mal sentir ansiedad?

Si casi todo el mundo siente ansiedad, ¿quiere decir que todas las personas son problemáticas?

La respuesta directa es que no.

La ansiedad escapa a la moral, no es correcta ni incorrecta. Tú no eliges tener ansiedad, simplemente ésta aparece. No se te puede acusar de tener *toda* (en parte, tal vez) la responsabilidad de producir ansiedad en tu vida. A la ansiedad no se la invita, es instintiva. Hay, no obstante, cosas que hacemos que pueden mantener e incluso intensificar la ansiedad en nuestras vidas.

De hecho, la ansiedad puede considerarse una reacción normal a un peligro potencial. La ansiedad es una señal de que existe la posibilidad de sufrir algún daño, y de que tenemos que protegernos o bien luchando (encarando el problema) o huyendo (evitando el problema).

Como instinto, es de alguna forma algo que ya nos ha sucedido de forma social o genética en nuestros antepasados. Puedes comprobar que ciertos miedos y tipos de ansiedad han ayudado a nuestros antepasados ancestrales a vivir. Un miedo adecuado a los animales salvajes posiblemente les ayudó a vivir sin ser devorados en vida. Un miedo adecuado a ser separados de la familia, lo que al día de hoy los científicos llaman ansiedad por separación en los bebés, evitó que los niños pequeños pasaran hambre cuando tuvieron que arreglárselas por sí mismos. Estos miedos mantienen la raza humana viva.

Lo mismo sucede al día de hoy. ¡Imagínate una situación en la que no nos preocuparan las cosas peligrosas! Sencillamente nos enfrentaríamos a situaciones de alto riesgo con poco cuidado sobre nosotros mismos en relación al daño potencial que puede sobrevenir a los que nos rodean.

Una chica joven que no sienta ansiedad paseando por un barrio peligroso a mitad de la noche tiene un problema serio. Lo mismo sucede con un anciano que no siente ansiedad sobre el impacto en la salud de la grasa que ingiere, incluso si ya tiene problemas de tensión arterial alta. ¡Si no tenemos ansiedad podemos morir sin previo aviso!

El caso es que necesitamos preocuparnos por las cosas que no nos harían bien, de lo contrario no lo pensaríamos dos veces y nos veríamos atrapados por consecuencias que no esperábamos. Visto de esta forma, no sentir ansiedad cuando el peligro te mira a los ojos es una reacción verdaderamente anormal.

Entonces, ¿cuándo podemos considerar que la ansiedad es problemática? Hay tres casos básicos: cuando la ansiedad no es adecuada, cuando la ansiedad es demasiada y cuando la ansiedad es crónica y recurrente.

Demos una mirada a cada uno un poco más de cerca. La primera señal de que la ansiedad es problemática es cuando ésta es <u>inadecuada.</u> Esto quiere decir que la persona siente incomodidad y aprensión cuando no hay nada por lo que preocuparse, cuando no hay un peligro claro y opresor para uno mismo y/o para los demás. Esto también puede suceder cuando, si bien el miedo es adecuado, el grado en que se siente es altamente exagerado.

Piensa como un ejemplo de ansiedad la que resulta de conocer personas nuevas. Algunas personas tienen tanto miedo de presentarse ante desconocidos que evitan todo evento social y que experimentan una fuerte sudoración solamente por pensar en entablar una conversación. Cuando piensas racionalmente en ello, ¿qué motivo hay para preocuparse por conocer personas nuevas? La reacción es extrema en comparación con el suceso en sí.

> **Entonces, ¿cuándo podemos considerar que la ansiedad es problemática? Hay tres casos básicos: cuando la ansiedad no es adecuada, cuando la ansiedad es demasiada y cuando la ansiedad es crónica y recurrente.**

La mejor forma de saber si una ansiedad es adecuada o no es comparar tus miedos con los del resto de la población. Si la mayoría de la población siente una ansiedad mínima o nula por algo que a ti te altera, entonces es posible que la ansiedad que sientes sea inadecuada y potencialmente problemática.

La ansiedad inadecuada es más habitual cuando el objeto del miedo es algo psicológico en vez de un peligro físico. El miedo a perder la credibilidad, el miedo al ridículo y el miedo a perder la autoestima son miedos reales y adecuados que pueden fácilmente acabar siendo exagerados. La segunda señal de que la ansiedad es problemática es que la cantidad de ansiedad sea <u>demasiada.</u> "Demasiada" quiere decir que la fuerza de la ansiedad sobrepasa tu capacidad de superarla. La ansiedad, entonces, afecta a tu vida personal, a tus relaciones y a tu vida laboral. Afecta a tu productividad y a tu alegría interna.

Cuando la ansiedad es demasiada, suele haber obsesión y parálisis. La obsesión significa que solamente puedes pensar en el objeto de tu ansiedad y que esos pensamientos se cuelan en tu día pese a tus esfuerzos por no pensar en ellos. La parálisis significa que te congelas en lo relativo a tus obligaciones y que eres incapaz de realizarlas como deberías -dicho de otra forma, la ansiedad es debilitante. Cuando eso sucede, la ansiedad necesita ser controlada de inmediato.

Lo contrario a una ansiedad debilitante es una ansiedad facilitadora, que es el tipo de ansiedad que ayuda en vez de inhibir. Por ejemplo, algunos individuos funcionan mejor cuando se sienten ansiosos. Es el caso de los atletas, por ejemplo, que piensan que cierta cantidad de nerviosismo antes de una prueba les aporta una dosis extra de adrenalina. Algunas personas piensan que en los negocios la ansiedad antes de enfrentarse a un trato importante les ayuda a desenvolverse mejor, que les obliga a esforzarse más . Si has podido canalizar tu ansiedad de forma que sea más productiva para ti, entonces la ansiedad es más algo funcional que disfuncional.

Por último, una señal de que la ansiedad ya es problemática es que sea <u>crónica y/o recurrente.</u> Si tu ansiedad lleva rondándote desde hace mucho tiempo, es posible que haya algo poco favorecedor que lleves haciendo mucho tiempo y que haga que sigas teniendo este problema. Puede, también, que haya nuevas formas de combatirla que tengas que aprender. Habitualmente, la cronicidad y la persistencia son señales a tener en cuenta.

A veces el objeto de la ansiedad cambia a lo largo de los años. Puede que cuando fueras joven tuvieras miedo a hablar en público pero que al madurar se haya convertido en un miedo generalizado a las multitudes. Habitualmente eso quiere decir simplemente que estás transfiriendo tu miedo a otro objeto, pero que nunca has dejado marchar la ansiedad con la que empezó todo.

Sería bueno para ti realizar una especie de autoexamen. ¿Es tu ansiedad inadecuada? ¿Es demasiada? ¿Es de naturaleza crónica y recurrente?

¿Qué es lo que hace que tu ansiedad sea más difícil de controlar?

La ansiedad controlada de forma insuficiente limita la libre expresión de la vida y la capacidad de una persona para crecer.

Lo peor de la ansiedad no es que sea desagradable. Lo peor de la ansiedad es que puede tenerte estancado y atascado.

Todos nosotros estamos hechos para crecer en la vida. La forma en que nuestros cuerpos se desarrollan y envejecen naturalmente es la misma en la que debería hacerlo nuestra vida emocional, mental y espiritual. Esto significa que cada día es una experiencia de la que aprender. Cuando interactuamos con el mundo y las personas que nos rodean, recibimos una opinión sobre la vida, sobre lo que tenemos que hacer para alcanzar nuestras capacidades potenciales al máximo.

¡Y todos estamos hechos para vivir la vida como DIVERTIDA! Este proceso de aprendizaje cotidiano no está diseñado para constreñirnos o forzarnos. Más bien está diseñado para ser como un viaje placentero. Una experiencia liberadora. La forma en que podemos aprender y crecer en la vida consiste sencillamente en usar nuestra inclinación natural a expresarnos libremente, ¡sin miedos ni inhibiciones! La vida no consiste en sufrir y trabajar duro. La sabiduría antigua nos dice que nacemos para disfrutar de la vida y para no preocuparnos.

Mira cómo se desarrollan los niños. Los pequeños descubren el mundo que los rodea, pero no lo hacen a partir de un libro o de unos padres particularmente autoritarios, sino por una curiosidad innata que les hace tocar el mundo e imaginarse cómo funcionan las cosas. ¡Un niño pequeño jamás rompería un vaso deliberadamente, solamente para ver si puede romperse! Él pintaría la pared de la habitación únicamente para compartir lo que hay en su cabeza. Él hablaría en voz alta diciendo lo que piensa sin importarle cómo lo juzguen. Navegando por el mundo sin miedo, descubre lo que tiene para ofrecer al mundo y lo que el mundo tiene para ofrecerle a él. Descubre sus límites también mediante la exploración. Y así es como desarrolla su personalidad.

Cuanto más piensas en la ansiedad, más atrapado quedas en una ansiedad mayor.

Sea lo que sea lo que pienses, acaba dando como resultado un hecho.

La ansiedad debilitante nos frena a la hora de explorar y de alcanzar cualquier cosa. Lo que hace es que nos centremos en lo que sentimos, más que en lo que podemos lograr si asumimos el riesgo. La ansiedad es tu enemigo porque te roba aquello que te da calidad de vida.

Mientras estás atravesando las etapas de la ansiedad, tu única preocupación es salir de la situación. Paradójicamente, ¡cuanto más pienses en escapar de la ansiedad más ansioso estarás!

Cuanto más tratas de evitar las situaciones que te provocan ansiedad, más te suceden. Y, cuando fracasas a la hora de controlar tu ansiedad, el sentimiento negativo se multiplica por cien. Esto puede ser especialmente alarmante porque es el motivo principal por el que, al margen de la ansiedad en sí misma, la gente se vuelve incapaz de manejar la ansiedad e inicia comportamientos disfuncionales para enfrentarse a ella, como beber alcohol o drogas o volverse dependiente de los demás como recurso frente a la desesperanza.

Yo sé que puede que alguno de los que leéis este libro no solamente tengáis ansiedad, sino también cierto grado de frustración. Os comprendo. Seguro que habéis probado otros métodos para controlar la ansiedad anteriormente y no os han funcionado. Puede que sea un problema que tenéis desde hace mucho tiempo. Tampoco es de extrañar que podáis sentiros un poco escépticos. Todo ello es normal y está bien.

Puedo decirte ya mismo, sin rodeos, que hay una forma de salir del ciclo de la ansiedad. Pero puede que esa solución solamente llegue con un auténtico y radical *cambio en tu forma de pensar*. Necesitas volver a valorar no solamente cómo reaccionas a la ansiedad, sino también cómo afrontas la vida y cómo afrontas, también, la ansiedad.

Mientras que las formas severas de ansiedad vienen acompañadas a veces por otras enfermedades mentales y psíquicas, y por lo tanto requieren de un profesional de la salud y posiblemente fármacos, las formas más leves pueden superarse fácilmente con la ayuda de las muchas técnicas conocidas desde antiguo pero que desconocidas en su mayoría por los occidentales.

Estos métodos se han simplificado para que puedan usarlos los occidentales o, más específicamente, los americanos. Hay también métodos desarrollados por europeos, americanos y otros occidentales para ayudar a la gente que sufre de ansiedad o de otras enfermedades psicológicas igualmente incapacitantes. Aquí vamos a descubrir varias de esas técnicas.

Haz que superar la ansiedad sea tu propia y verdadera finalidad personal. Parece difícil pero verás que es un viaje repleto de alegría.

Y siempre estarás contento de haberlo emprendido.

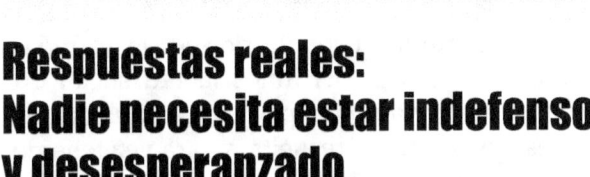

Respuestas reales:
Nadie necesita estar indefenso
y desesperanzado

*"La felicidad no es un clímax brillante posterior
a años de una ardua batalla y de ansiedad. Es una larga
sucesión de pequeñas decisiones sencillamente para
ser feliz en el momento."*
-J. Donald Walters

Siempre hay una opción.

Es fácil caer en la trampa de la desesperanza y la indefensión cuando uno batalla con la ansiedad. De hecho, la ansiedad es como una voz en nuestra cabeza que no cesa, que te dice constantemente que no eres suficientemente bueno, que no eres suficientemente competente, que es mejor que permanezcas dentro de límites reducidos en vez de explorar el mundo exterior. Pero, al final del día, esos mensajes internos no son más que ruido. No te definen en tu totalidad como persona -¡a menos, por supuesto, que tú se lo permitas!

Es fácil caer en la trampa de la inseguridad, especialmente en nuestros tiempos. La vida moderna nos ha arrojado a un mundo en el que podemos tener todas las comodidades de la tecnología, pero hemos perdido nuestro vínculo fundamental con las personas y la naturaleza. Es paradójico cómo, en un mundo en el que se supone que estamos más conectados y más centrados, en realidad estamos cada vez más solos y desubicados.

A medida que el mundo urbanizado se transformó en grandes ciudades y pueblos, perdimos la red social que solíamos tener cuando vivíamos en pequeñas comunidades. Ahora, la vida es apresurada y resuelta, y rara vez tenemos tiempo suficiente para sentarnos y conocer a nuestros vecinos y amigos. Muchos de nosotros incluso vivimos lejos de nuestras familias, que son nuestro remanso de calma y fuente de alivio. Peor aún, con la cantidad de problemas a los que se enfrenta la vida familiar a día de hoy, con divorcios a diestro y siniestro, no es extraño que haya momentos en los que sintamos que no tenemos un apoyo natural en nuestras vidas.

Nos hemos mudado lejos de la naturaleza. ¿Has visto alguna vez nacer a un ternero? Muchos de nosotros no lo hemos hecho. ¿Te animas a pasar una tarde entera bajo un árbol, simplemente disfrutando de la brisa? Probablemente no. Pero nuestra comunión con la naturaleza es una gran parte de nuestra capacidad innata para desestresarnos. A día de hoy, viviendo en una ciudad moderna, el mundo parece frío y automatizado. Al abandonar nuestro entorno natural, nos hemos anestesiado ante las maravillas cotidianas.

¡No es una novedad que nos hemos desarrollado para convertirnos en una generación tan propensa a la ansiedad! No tenemos fuente de seguridad a día de hoy, ni sistemas de apoyo, ni conocimiento sobre cómo desestresarnos. Y mientras todo esto parece suceder fuera de nosotros, al final del día afecta de forma significativa a nuestros propios depósitos de seguridad. Más se aísla el mundo, más inseguros nos sentimos.

Un nuevo paradigma

Para que podamos recorrer con éxito el camino que rodea a la ansiedad, necesitamos expandir nuestro conocimiento y conciencia sobre nosotros mismos y el mundo que tenemos alrededor.

La sociedad, y posiblemente nuestra educación, nos han inculcado que algunas cosas están por encima de nosotros en esta vida y que, cuando nos enfrentamos a éstas, nuestra única opción es rendirnos. Sin embargo, mientras seguimos sin estar alerta sobre ellas, puede que veamos nuestra vida como una especie de batalla de poder por ser el mejor, una lucha por sobrevivir. Enfrentados a un nuevo desafío, nos descubrimos pensando "¿cómo puedo lograr esto?, ¿cómo puedo ser más fuerte ante este nuevo villano?"

En el contexto de la ansiedad, cuando algo nos hace sentir fatal y preocupados, nuestra primera reacción es rebelarnos inmediatamente contra ello. Si, digo, volver al colegio nos causa ansiedad, nuestro impulso es o bien acallar la ansiedad o bien encontrar formas de enfrentarnos a la idea de volver al colegio. Nuestros padres se toman muy en serio el hacernos ir, la sociedad es muy estricta en sus parámetros. Pero fíjate en que, cuanto más intentas defenderte, más tiempo, atención y concentración dedicas al objeto de tu ansiedad. Pronto, te encontrarás dentro de la trampa que consiste en luchar a tiempo completo contra los sentimientos negativos, cosa que difícilmente te deja pensar en algo más.

Necesitas no ver la vida como una cruenta batalla.

Este es el motivo:

El universo entero es energía

El mundo no está atacándote. El universo no quiere cazarte. Las circunstancias de tu vida no son las que son para hacerte sentir mal, ya que tu vida no tomaría decisiones así, ni tampoco puede hacerlo. El universo es una entidad moralmente neutral. Se mueve, pero no juzga.

En el mundo todo es energía, incluyendo las cosas que vemos e incluso las cosas que no vemos. Nuestros pensamientos son energía, nuestro cuerpo es energía, la comida es energía, nuestras bebidas son energía y hasta cualquier mueble es energía.

Y comprende esto: nuestra ansiedad tampoco es más que energía.

La energía por sí misma no es buena ni mala, tampoco positiva ni negativa. Lo que es, sencillamente, *es lo que pensamos de ella.* Son nuestros pensamientos los que le dan un valor a la energía.

Puede que te resulte difícil apreciar esto si es la primera vez que lo escuchas, no es una idea muy popular. Pero tómate un tiempo para reflexionar sobre ella. Precisamente ahora, piensa en tus tres motivos principales de ansiedad. ¿Qué es lo que te hace sentirte aprensivo e incómodo?

Una vez hayas pensado en ellos, haz una lista de las muchas formas en que piensas en el objeto de tu ansiedad. ¿Qué es lo que lo hace tan aterrador? ¿Cuál es su efecto sobre ti? Piensa todo lo que puedas en el objeto de tu ansiedad.

Cuando hayas terminado, vuelve a tu lista y revisa los motivos uno a uno. Es muy posible que te hayas encontrado con montones de cosas negativas. Por ejemplo, si el objeto de tu ansiedad es tener una cita después de una separación, puede que te haga sentir nervioso pensar en que vuelvan a hacerte daño. O puede que en lo más profundo de ti pienses que no eres atractivo. También puede que no te sientas preparado para volver al mercado de solteros

Pregúntate a ti mismo ahora *"¿De verdad tengo que pensar en estas cosas así? ¿Estas cosas son realmente problemáticas o soy yo quien las hace así a partir de mis pensamientos? ¿Hay alguna posibilidad de que las vea, si no positivamente, al menos neutralmente?"*

Si pensamos que todo es energía, sabemos que podemos cambiar nuestra percepción de ésta y que, así, no nos afectará. ¿Decides tú que te afecte de una forma positiva o negativa? La lógica nos dice que el que nos afecte positivamente es realmente de mucha más ayuda, y que nos lleva más cerca de lo que la vida es en realidad.

Energía quiere decir vibraciones

Otro punto importante a tener en cuenta es que la energía nunca está quieta o dormida, siempre es capaz de influir sobre las cosas que tiene cerca. El calor, por ejemplo, puede confinarse únicamente a un espacio concreto, a una habitación grande, pero si se le deja solo durante un tiempo puede calentar la casa entera, e incluso quemarla completamente.

La energía puede llegar a cada rincón del mundo, a cada rincón de tu casa y a cada célula de cada cuerpo de la misma manera que puede hacerlo cada pensamiento que tengas. En relación al concepto de ansiedad como energía, esto significa que cuanto más sigas preocupándote por tu ansiedad, más ansiedad crearás.

Esto tiene sentido incluso para la investigación neurológica, ya que la ciencia dice que nuestros pensamientos se agrupan en redes de acuerdo a los sentimientos. Por lo tanto, cuanto más pensemos en la ansiedad o en algo que nos causa ansiedad, más situaciones causantes de ansiedad crearemos. Perdemos el acceso inmediato a los pensamientos de felicidad y de satisfacción cuando dejamos que los pensamientos relacionados con la ansiedad entren en nuestras mentes de forma regular.

La energía no puede distinguir si se la desea o no se la desea, simplemente existe. En consecuencia, el mero hecho de mantener un pensamiento en nuestras mentes puede desencadenar la persistencia en éstas de

aquello sobre lo que pensamos. Nuestro subconsciente no distingue entre las cosas que "no queremos" y las cosas que "queremos". Por ello, incluso aunque sepas que no quieres la ansiedad, la ansiedad persistirá mientras sigas pensando en ella.

Reflexiona sobre esta naturaleza de la energía y de la ansiedad porque, de comprenderse correctamente, solamente esto ya puede producir un cambio significante en tu vida. Es algo que ya te encamina hacía lo que puedes hacer para librarte de, o al menos controlar, tu ansiedad.

La solución para deshacerse de la ansiedad es un compromiso con una disciplina mental. Necesitamos practicar la higiene mental, que consiste en un proceso consciente y deliberado para controlar lo que pensamos y filtrar la "suciedad" de nuestros pensamientos. Necesitamos eliminar aquello que causa nuestros malos sentimientos y deshacernos de ellos mismos.

El estado de tu vida no es más que el estado de tu mente -Dr. Wayne W. Dyer

A algunos de vosotros puede que os parezca que estoy compartiendo algo un poco difícil de entender. O, tal vez, puede que sintáis rebeldía ahora mismo. Puede que penséis "¡si fuera tan fácil deshacerme de mis pensamientos debilitantes ya lo habría hecho hace mucho!"

Veamos. Es realmente difícil limpiar tu mente de pensamientos obsesivos, ¡esa es la razón por la que son obsesivos! Y no tengo la intención de simplificar en exceso tus luchas. Pero sé por experiencia que la dificultad que las personas encuentran a la hora de eliminar los pensamientos y los objetos de ansiedad de sus mentes no reside en el proceso en sí mismo. Más bien, considero que el control riguroso solamente resulta difícil en los primeros intentos, ya que no estamos acostumbrados a controlar lo que ocupa nuestras mentes. Con suficiente esfuerzo consciente, esta actividad puede convertirse en nuestra naturaleza. El caso es que la mayoría de las personas abandonan tras tan solo unos pocos intentos fallidos.

Pero con esfuerzos persistentes y continuados los resultados son sencillamente fascinantes.

¿Cómo iniciamos este proceso de limpieza de nuestros pensamientos? Comienza sencillamente tomando conciencia de qué es exactamente lo que desencadena tu ansiedad. Durante un tiempo, necesitarás observar los pensamientos que causan tu ansiedad, de forma que puedas llegar a saber qué es lo que necesitas tirar. Después de todo, no puedes cambiar lo que no conoces.

Así pues, pregúntate a ti mismo qué es lo que te hace sentirte lleno de miedo, qué es lo que hace que tu corazón lata con tanta fuerza que temas que alguien pueda escucharlo, si hay muchas causas o muchas situaciones que consideras "peligrosas" o si es solamente una, si hay un tema general en torno al que gira tu ansiedad. Haz una lista detallada.

Si este primer paso del proceso es demasiado difícil o si piensas que, de todos modos, nada podrá nunca ayudarte a deshacerte de tu ansiedad, simplemente deja que suceda y obsérvalo como si le estuviera pasando a otra persona. Ten siempre en mente que todo es energía y que le damos el valor que creemos que tiene.

Una vez sepas qué es lo que te preocupa, es el momento de practicar algunas técnicas para desarrollar tu disciplina mental. Las siguientes son las tres que considero más efectivas:

El mantra Coué

Probablemente todos sabemos lo que es hablarnos a nosotros mismos y lo hemos hecho. Incluso un niño pequeño, cuando siente miedo, se dice a sí mismo "relájate, cálmate, todo está bien." De alguna forma, estas conversaciones con uno mismo pueden ayudar: "Sé que en cualquier momento en que me diga a mí misma que no tenga miedo a las alturas, todo lo que hago es hacer que mi miedo sea más poderoso de lo que es en realidad. Mi miedo es solamente energía, y necesita ser reconducida, no alimentada. Así, decidí empezar a decirme a mí misma todos los días que soy más capaz de andar por un lugar alto, y que mejoraré en lo relativo a ello todos los días. Ahora soy más capaz de mirar hacia abajo desde una ventana en un piso alto sin pestañear." Megan, de treinta y tres años, nos consuela y nos moviliza para que emprendamos una acción más constructiva.

Un farmacéutico y humanista francés llamado Emile Coué decidió explotar el poder que tenemos al autoafirmarnos. Pero decidió llevarlo un paso más allá del simple hecho de decirse a uno mismo que está bien. Desarrolló una técnica de autoayuda conocida como autosugestión consciente. También conocida como "el mantra Coué" o "el método Coué", se le reconoce haber sido capaz de curar y facilitar muchas enfermedades y preocupaciones.

Uno de los principios básicos de la técnica Coué es este: cuando te autosugestionas a fin de mejorar, tienes que hacer una afirmación en positivo, no en negativo. Coué habla de lo que él considera un conflicto entre la fuerza de voluntad y las ideas que tenemos en nuestras mentes; básicamente, se trata de que cuanto más intentes no pensar en algo, más sucede lo contrario. Esto se debe al mero hecho de que pensar en algo lo asienta firmemente en nuestras cabezas.

Esto tiene todo el sentido. Fíjate en que si te dices "¡no pienses en margaritas!" no puedes evitar hacer justo lo contrario, pensar en margaritas. Nuestras mentes crean la imagen simplemente porque hemos pensado en ello. De forma similar, si nos decimos a nosotros mismos "no te sientas ansioso", nos sentiremos más ansiosos. En resumen, Coué está diciendo básicamente que:

cualquier idea que ocupe en exclusiva la mente se hace realidad.

Por lo tanto, en vez de pensar en lo negativo, o en la situación problemática, piensa en lo positivo, la solución o la cura. La mejor forma de hacerlo es relajadamente, no como si estuvieras forzándote a engullir toda la información. Cuanto más extraña y rara resulta una sugestión, más raro será que enraíce. Coué sugiere que la mejor forma de interiorizar una sugestión es mediante un ritual regular, por ejemplo repitiéndote tu frase clave cada día al despertarte, cada noche al acostarte y tantas veces como puedas a lo largo del día.

Pese a que puedes decidir libremente tu propia sugestión, Coué recomendó que la mejor frase para repetir todos y cada uno de los días, muchas veces al día, es esta:

> *"Cada día estoy mejor y mejor*
> *e incluso mejor. Gracias."*

Puedes decirte esta frase en voz alta o bien escribirla varias veces seguidas. Mientras lo haces, repite la frase al mismo tiempo en tu cabeza. Piensa en ella una y otra vez. Al hacerlo, puede penetrar en lo profundo de tu inconsciente y ayudarte a sobreponerte a un ataque o al temor a verte atacado por el miedo, la ansiedad e incluso el estrés. Es una forma de volverte sano mentalmente, como si estuvieras dándole a tu mente los nutrientes y vitaminas que necesita todos los días hasta que alcances la salud mental que te permita luchar fácilmente con la ansiedad.

Técnicas de relajación

Nuestra mente y nuestro cuerpo están unidos de forma inexplicable, tanto que realmente podemos decirle a nuestro cuerpo que se sienta mejor, y éste lo hará. Esto es particularmente importante cuando hablamos de deshacernos de nuestra ansiedad debilitante. Como la ansiedad puede manifestarse de forma orgánica, también necesitamos enseñar a nuestros cuerpos a que dejen ir su ansiedad. Un cuerpo relajado es un "tanto monta" con una mente relajada.

Una gran técnica que nos puede ayudar a relajar nuestros cuerpos es el llamado entrenamiento autogénico. Este método fue creado por el psiquiatra alemán Johannes H. Schultz. Actualmente, es utilizado y efectivo en una gran variedad de contextos, como el entrenamiento deportivo, el control del estrés o incluso la formación espiritual.

Con esta técnica se nos invita a realizar lo que Schultz llama un "escaneo corporal": escanear mentalmente nuestros cuerpos para hallar las zonas que están tensas o no tan relajadas como deberían. Debes comenzar por encontrar la postura en la que más cómodo te sientas, que muy a menudo es sentado en una silla con tu espalda descansando contra el respaldo y los dos pies apoyados en plano sobre el suelo. También puede ser acostado.

Se te invita a centrar tu atención en cada parte de tu cuerpo, de una en una, y "escanearlo" buscando tensión, ansiedad e incluso dolor. Puedes hacerlo en el orden que desees, empezando por tu cabeza y bajando por tus hombros, brazos, pecho, estómago, piernas y pies, o viceversa. Haz una lista mental de los lugares de tu cuerpo en los que sientes más tensión.

Después del escaneado, puedes empezar a inducir tu cuerpo a la relajación. Escanea otra vez tu cuerpo mentalmente, pero esta vez recordando mentalmente las partes tensas de tu cuerpo que debes relajar.

En el método de Schultz, no le dices a tu cuerpo que se relaje entero de una sola vez, sino que lo haces de forma individual con las distintas partes del cuerpo. No avances y le digas a la siguiente parte del cuerpo que se relaje hasta que no sientas un cambio significativo en la parte en la que estás concentrado en ese momento.

El entrenamiento autogénico funciona mejor con la visualización, es decir, produciendo imágenes mentales de la relajación en tu cabeza, como por ejemplo un vapor relajante, y realizando ejercicios respiratorios de los que hablaremos un poco más adelante en este libro.

Un ejemplo de guión para una relajación por entrenamiento autogénico sería algo así:

"Respira lentamente y sin esfuerzo. Presta atención a tus hombros. Muévelos ligeramente. Si sientes tirantez en ellos, déjalos relajarse. Déjalos descansar cómodamente sobre la silla. Ahora, siente cómo se extiende la relajación poco a poco por la parte superior de tu espalda..."

Los efectos demostrados de estas sencillas sugestiones sobre tu cuerpo son fascinantes: te harán sentirte realmente recargado y listo para comenzar un día nuevo. Si lo que necesitas es descansar, también hay de quienes afirman que esta técnica les ayuda a dormir y a despertarse renovados.

Esto es algo que puedes hacer a diario. Se calcula que el entrenamiento habitual con este método durante aproximadamente ocho a diez semanas ya puede producir cambios significativos en tu bienestar.

Si te interesa conseguir la lista completa de los ejercicios que puedes hacer con el programa de entrenamiento autogénico, puedes encontrar los libros(2) sobre la materia del Dr. Schultz online y en las librerías. Si no tienes el tiempo necesario para seguir el programa completo, puedes hacer solamente algunos de los ejercicios mencionados en el libro o lo que acabo de indicarte. Si encuentras un entrenador con el que aprender el método, es todavía más sencillo y mejor, pero no pierdes nada por intentar hacerlo por ti mismo.

Meditación Trascendental

La meditación trascendental es una técnica que llegó hasta nosotros gracias a Maharishi Mahesh Yogi, un maestro de India que viajó hasta occidente y vivió durante una larga temporada en los Países Bajos, donde falleció en enero de 2008. Poner en práctica su técnica es muy sencillo, pero debe instruirte en ella un profesor experto.

La meditación incluye un mantra, una palabra y sonido sagrados que tienes que repetirte mentalmente. Este sonido te hará adentrarte más y más profundamente en el estado meditativo.

La meditación trascendental es extremadamente fácil porque simplemente recibes un sonido sagrado y te sientas a meditar durante veinte minutos, dos veces al día, preferiblemente por la mañana antes de desayunar y por la noche antes de cenar. Al principio (es algo que le pasa a todo el mundo), la mente empieza a vagar y no se identifica con el sonido que se te ha dado, pero en el momento en que te distraigas y pienses en otra cosa, debes regresar al sonido, y debes hacer esto durante veinte minutos.

Inicialmente, puede que tu ansiedad aflore e incluso se aumente. Maharishi explica que esto sucede porque se está tocando la raíz de la ansiedad y puede que alguna vez tu mente la expulse. Esta técnica es muy poderosa y te ayuda de muchas formas. También mejora tu salud física, tu conciencia y, al fin, cuando nos lo proponemos, trae la calma y la desaparición de la ansiedad.

Esta técnica ha sido probada científicamente en muchas ocasiones y existen varios estudios y libros sobre su eficacia y cómo ayuda a la gente que padece ansiedad e incluso enfermedades físicas.

Yo te recomiendo encarecidamente que consultes a un maestro de meditación trascendental. La organización que regula la técnica (TM por sus siglas en inglés) tiene centros repartidos por todo el mundo, especialmente en las grandes ciudades, donde también podemos encontrar los conocidos como "templos de iluminación". Tienes que pagar por la iniciación, pero luego todo es gratuito y puedes acudir a realizar todas las consultas que desees para saber si estás meditando como Maharishi nos dijo que hiciéramos. Y siempre serás bienvenido si deseas hablar con un maestro.

Cómo impulsar tu autoestima: Varios métodos infalibles y muy sencillos al mismo tiempo

"Tener baja autoestima es como conducir por la vida con una mano rota." - *Maxwell Maltz*

L a ansiedad puede verse atacada por muchas cosas que suceden en el mundo exterior, pero, al acabar el día, todo vuelve a su lugar.

Si sabes que eres una persona íntegra en vez de un individuo roto, sabes que nada de lo que puedan hacer o decir otras personas puede destruir tu personalidad. De forma similar, es imposible que todas las situaciones difíciles que atravieses puedan descomponer tu entereza.

Si tienes la seguridad de que eres amado y de que inspiras amor, entonces tienes esa seguridad interior que te ayuda a confiar en ti mismo y verte como competente y capaz. Todavía más, también tienes que confiar en el mundo, que te da la valentía suficiente para pedir ayuda a los demás. No te importa caer porque sabes que hay muchas personas dispuestas a levantarte si llega un momento en el que sientes que tú no puedes hacerlo.

En este sentido, la ansiedad está muy relacionada con la autoestima. De hecho, aunque no se hayan dado cuenta, la mayoría de las personas que sufren ansiedad tienen baja autoestima.

Construir la autoestima no es una ciencia exacta. Si quieres fortalecer tu conciencia sobre ti mismo, hay formas sencillas pero efectivas para impulsar tu autoestima.

Definiendo la autoestima

La definición de autoestima es, de una forma muy sencilla, *autopercepción*; es decir, que, en suma, se trata de cómo ves y valoras quién eres. Es un término que puede ser sustituido por autoconcepto o autoconciencia. El terapeuta familiar Philip McGraw define la autoestima de esta forma:

"El **autoconcepto** *es el ramillete de creencias, hechos, opiniones y percepciones sobre ti mismo que llevas como equipaje, en todo momento, todos los días."*

Algunas personas se perciben de forma negativa. Por ejemplo, se consideran indignas, no merecedoras e incapaces, y por lo tanto se valoran de forma muy inferior. Imagina una subasta hipotética, donde supuestamente tienes que ponerte precio a ti mismo. La gente con baja autoestima son aquellos que se pondrían un precio más bajo, e incluso gratuito, porque creen que solamente merecen algo "bajo".

Otros se ven a sí mismos de forma positiva. Por ejemplo, se consideran bellos, inspiradores de amor y capacitados. Las personas que se ven de forma positiva no permiten que la vida los trate de forma incorrecta. No se arrodillan solamente para satisfacer a otras personas y no permiten que la opinión pública defina quiénes son. Tienden a ser resilientes y capaces de sobreponerse a la adversidad.

Las etiquetas que nos ponemos a nosotros mismos a menudo nos vienen dadas. Habitualmente, son los demás los que nos educan, o aquellas personas con las que interactuamos a diario las que nos hacen formarnos el concepto sobre nosotros mismos. Los individuos que crecieron con padres que, desde una edad muy temprana, les dijeron que "no eran suficientemente buenos" o que "debían avergonzarse de sí mismos" a menudo acaban interiorizando esos mensajes en su vida. Los padres que son muy intolerantes en lo relativo a los errores y el fracaso también tienden a producir una baja autoestima en los niños.

Irónicamente, no es solamente la crueldad y la frialdad de los padres la que produce baja autoestima en los niños. Aquellos que crecen con padres sobreprotectores y demasiado indulgentes también fallan a la hora de desarrollar un concepto positivo sobre ellos mismos, porque el mensaje implícito que reciben es "no creo que puedas hacer nada sin nosotros". Cuando creces en un entorno en el que los demás anticipan tus necesidades, cuando no se confía en ti para que cometas tus propios errores, no puedes desarrollar tus "músculos de la vida".

Al margen de la familia cercana, nuestra autoestima también puede definirse de acuerdo a experiencias relevantes en nuestra vida. Todos nosotros tenemos experiencias destacadas de forma positiva o negativa: aquellos momentos de tu vida donde te encontraste más feliz y aquellos donde te encontraste más deprimido. Las experiencias emocionalmente intensas dejan marca en nosotros. Si no tenemos cuidado, una experiencia negativa, como una ruptura o un fracaso en el colegio, puede acabar haciendo que tengamos una opinión muy negativa de nosotros mismos.

La cuestión es que la baja autoestima no tiene lugar en la vida de nadie. Todas las personas nacen con un valor y son capaces, de igual forma que poseen una dignidad inherente. Todos nosotros somos individuos únicos con algo nuevo que ofrecer a quienes nos rodean. Si eres una persona creyente, sabrás que eres amado por Dios puesto que él te ha creado. Nuestra valía es innata y nadie puede arrebatárnosla.

E, incluso aunque hayas hecho cosas en esta vida que puedan considerarse vergonzantes o un gran fracaso, tu persona no queda definida por tus fallos. Todas las personas pueden cambiar, y lo que de verdad importa es lo que decidas hoy, no quién fueras en el pasado.

> *"La autoestima es la reparación que viene desde el interior."*

Tienes derecho a tener una autoestima saludable, y deberías agarrarte a ella.

Producir nuevas autopercepciones

Una forma sencilla de elevar tu autoestima es hacer un inventario de tus autopercepciones actuales. A menudo, no somos conscientes de cómo nos percibimos a nosotros mismos. Podemos pensar que tenemos una autoestima alta pero nuestras acciones pueden contradecir lo que creemos. Debemos tomarnos un momento de tranquilidad para sentarnos y observar de verdad cómo vivimos y ver si demostramos una autoestima alta.

Anota tantas respuestas como puedas dar a las siguientes preguntas:

1. ¿Quién soy yo?
2. ¿Qué hace que despierte interés?

3. ¿Por qué motivos les gusto a los demás y/o me quieren?

4. ¿Cómo afronto la adversidad?

El doctor Robert Hemfelt, autor del libro Love is a Choice (*El amor es una elección*), propone una forma indirecta de conocer tu percepción de ti mismo completando las siguientes frases con lo primero que te venga a la cabeza:

"Todas las mujeres son...

"Todos los hombres son...

Habitualmente, tu lista de lo que hace a los hombres y a las mujeres ser lo que son puede revelar tus rincones ocultos de amargura. Cuando sabes cómo de positiva o negativamente te miras a ti mismo, estás ya un paso más cerca de cambiar tu inventario de percepciones. Puedes comprobar si esas imágenes son reales o si todavía quieres tenerlas. Cuando decides dejar marchar las cosas que te hunden, te falta menos tiempo para haberte librado de la ansiedad.

Después de hacer una lista de tus posibles autoconceptos, es el momento de hacer una lista de todas las cosas positivas que tienes. Se dice que hay tres elementos centrales en la autoestima, y las siguientes son algunas preguntas guía que puedes usar para desvelarlos:

Confianza en uno mismo

¿Cuáles son las cosas que estoy seguro de poder hacer? ¿De dónde viene mi confianza en mí mismo? ¿Creo en mi propio potencial, en mi capacidad de superar los obstáculos y conseguir mis metas?

Competencia

¿Cuáles son las cosas en las que soy bueno? ¿Cuáles son mis talentos y capacidades? ¿Cómo los uso para mejorar mi vida, mi trabajo y mis relaciones?

Control

¿Cuáles son las cosas que puedo cambiar? ¿Cómo combato la falta de ayuda?

Cambiar tu imagen corporal

Una de las formas más sencillas de elevar tu autoestima es algo que puede hacerse delante de un espejo. Los individuos con baja autoestima normalmente no pueden soportar mirar a su reflejo en el espejo o prestar mucha atención a las partes de sí mismos que no les gustan.

Cada parte de nuestros cuerpos refleja distintas cosas sobre nosotros. Por ejemplo, se dice que nuestras frentes son los depósitos de nuestras preocupaciones: cuantas más arrugas tengas en la frente, más pesada te parece que es tu vida. Nuestros estómagos suelen ser el depósito de nuestra ansiedad. Nuestras marcas de expresión reflejan cuánto humor hay en nuestras vidas.

Se supone que cada parte de nuestro cuerpo también tiene recuerdos. Algunos recuerdos son positivos y algunos son negativos. Por ejemplo, nuestras mejillas pueden resultarnos especiales porque es donde nuestras madres solían besarnos para darnos las buenas noches. Una cicatriz en tu pierna puede ser el recuerdo de un accidente. Necesitamos aceptar lo negativo y usar lo positivo para conseguir destilar el amor por nosotros mismos. Si no hay nada positivo, entonces es el momento de decirnos a nosotros mismos que sustituiremos los recuerdos negativos por recuerdos positivos.

Aunque viajemos por todo el mundo para encontrar lo bello, deberemos llevarlo con nosotros o no lo encontraremos." –Ralph Waldo Emerson

Tómate un momento para observarte delante del espejo. Averigua qué parte de tu cuerpo te disgusta u odias más y qué partes de tu cuerpo te gustan o quieres más.

Si puedes, verbaliza cuánto valoras cada parte de tu cuerpo. Por ejemplo, puedes decir "valoro mis manos, puede que tengan callos pero muestran cuánto amo mi trabajo y cuánto le he dedicado." Reafirma cada parte de tu cuerpo porque todas ellas son una gran parte de lo que tú eres. Debes decirte a ti mismo "eres bello / -a".

Este proceso es especialmente complicado para las personas que tienen antecedentes de abusos psíquicos o sexuales. Junto con la psicoterapia profesional para ayudar a resolver los problemas relacionados con el trauma, recuperar el amor por tu cuerpo es una forma importante de recuperar tu autoestima.

Gratitud y perdón

Dos formas muy sencillas de elevar tu autoestima y hacerte sentir mejor son la gratitud y el olvido.

La capacidad de sentirnos agradecidos puede ayudarnos a recordar que hay muchas cosas en la vida que debemos valorar. Aunque pueden suceder cosas negativas, esas cosas negativas tienen contrapeso de sobra con las cosas positivas. El problema con la ansiedad es que nos hace centrarnos en las cosas que no nos gustan, cuando en realidad somos afortunados en muchos sentidos. El mero hecho de estar vivos es una cosa por la que debemos dar gracias.

Las personas capaces de sentir gratitud son las personas que han desarrollado la perspectiva adecuada para afrontar los desafíos que aparezcan en su camino. Es totalmente cierto el tópico que dice "¡podría ser peor!"

Intenta hacer todos los días una lista de al menos diez cosas por las que te sientes agradecido y afortunado. Da las gracias por la maravillosa luz del sol, da las gracias por estar vivo y da las gracias también por las cosas desagradables que te suceden, ya que están enseñándote algo sobre tu vida. Después de unos cuantos días así, comenzarás a sentirte mejor con la vida y con tus pensamientos, porque tomarás consciencia de que la negatividad es algo que ya no quieres

Además, vive cada día con la mente abierta para percibir las "ocasiones de estar agradecido". La gente que busca la buena suerte de forma activa tiene más posibilidades de encontrarla incluso en las cosas más tontas y pequeñas, como por ejemplo en una charla tranquila con el conductor de un taxi.

"Alcémonos y estemos agradecidos, ya que si no aprendimos mucho hoy, al menos aprendimos un poco; al menos no nos pusimos enfermos y, si nos pusimos enfermos, al menos no hemos muerto, así que estemos todos agradecidos" –Buda

---

Vamos todavía un poco más allá, ten una actitud activa hacia la gratitud. Comparte tu alegría. Cada día, desafíate a crear algo por lo que tú estarías agradecido y algo por lo que los demás estarían agradecidos. Un acto aleatorio de amabilidad a diario abre tu mente y no deja espacio para la ansiedad.

En segundo lugar, practica de forma activa el perdón. Una persona con demasiado resentimiento e incluso culpa no es válida, sino incapaz. Son personas que acaban diciendo que los sentimientos negativos tienen mucho más control sobre ellos que ellos mismos, y que esos sentimientos son demasiado importantes como para dejarlos pasar. Esta misma lógica funciona también con la ansiedad. Si no puedes dejar ir tu resentimiento y tu culpa, ¿cómo vas a aprender a dejar ir tu ansiedad?

El perdón no es un sentimiento, sino una decisión. Algunas personas piensan que no pueden perdonar porque todavía sienten el enfado. Pero todo empieza en la mente. Si tomas la decisión de que de verdad perdonarías a alguien o a ti mismo, ese puede ser el punto de partida para dejar ir tu enfado. Puedes decidir dejar ir tu enfado poco a poco todos los días hasta que ya no quede rastro de éste. Cuanto menos resentimiento guardes dentro, más calmado te sentirás.

Las estrategias de Paul Scheele

Te recomiendo plantearte seguir el programa del asesor de desarrollo humano Paul Scheele. Scheele es miembro de Learning Strategies Inc., en Wayzata, Minneapolis, y es especialista en el funcionamiento del cerebro. Ha creado varios audiocursos, acompañados por un manual, sobre una gran variedad de temas de autoayuda.

Tres de los cursos de aprendizaje vital de Scheele que recomiendo son:

a. "Ideal Mindset" ("Mentalidad adecuada")

Este curso te ayuda a esclarecer qué es lo que quieres en la vida. También te ofrece unos pasos fáciles de seguir sobre cómo ser una persona calmada y decidida. Pienso que es una muy buena ayuda en varios momentos de la vida, especialmente cuando la baja autoestima y la ansiedad ocupan un papel importante en ésta.

b. "Natural Brilliance" ("Brillo natural")

Este curso te ayuda a encontrar el objetivo de tu vida. Todos tenemos que tener un objetivo en la vida para vivir nuestra vida de forma plena y repleta de alegría. Vivir nuestra vida con alegría implica deshacernos de la ansiedad. El curso ofrece muchos ejercicios que te ayudarán a encontrar tu objetivo en la vida y eliminar los sentimientos negativos.

c. "Abundancia para la vida"

La abundancia no es solamente la abundancia material, también significa que nuestra vida puede ser rica en cualquier sentido, como por ejemplo al amarnos a nosotros mismos, teniendo buenas relaciones, con buena salud y con riqueza material. Aquí también llegamos a un problema central: muchos de nosotros carecemos de amor por nosotros mismos. No obstante, cuando descubrimos que amarnos a nosotros mismos nos ayuda a superar la ansiedad, comprendemos que amarnos a nosotros mismos significa amar la vida, así como amar a quien nos ha dado la vida(3).

Otras terapias naturales

Las siguientes son otras técnicas de mejora de la autoestima que puedes tener en cuenta para investigar más sobre ellas. Estas terapias son maravillosas porque son completamente naturales, se usan ingredientes naturales y nuestro sistema no se carga de toxinas. De hecho, tu cuerpo se liberará de éstas.

Reiki

El Reiki es una técnica originaria de Japón y desarrollada por Mikao Usui. El Reiki es una técnica energética. Puedes darte energía a ti mismo o pedirle a alguien que te la dé. La energía no solamente calma tu ansiedad, sino que también te ayuda a sanar cualquier parte de tu cuerpo que necesite sanación.

Flores de Bach

Entre las muchas medicinas naturales que tienen capacidad de ayudar a tu cuerpo y a tu mente están los remedios florales de Bach. Disponibles en la mayoría de farmacias y tiendas de medicina alternativa, los también conocidos como remedios de rescate pueden ser una fuente de alivio inmediato durante un ataque inesperado de ansiedad.

Solamente necesitas tomar tres gotas poniéndolas directamente bajo tu lengua, y tu corazón empezará a latir con una frecuencia normal, ya no te costará respirar ni creerás que vas a ahogarte, y tu mente recuperará la claridad. Aunque puede que no te sanen por completo de forma inmediata, el alivio es increíble e increíblemente rápido.

La terapia debe su nombre a Richard Bach, un médico británico que observó que las poblaciones rurales podían obtener alivio de las plantas. Al día de hoy, se encuentran muchas imitaciones en el mercado, pero es mejor comprar siempre las botellas que llevan su nombre, así te asegurarás de recibir las gotas originales.

Cromoterapia

Otra forma de, si no eliminar completamente, al menos sí suavizar la ansiedad es usar los colores y la energía. Esta terapia recibe el nombre de cromoterapia.

Hay terapeutas que usan esta técnica y aplican piedras coloradas sobre sus pacientes. También puedes comprar una pequeña linterna y usar papeles de colores o incluso bombillas de colores para obtener el color necesario para suavizar tu enfermedad. Si se aplica la terapia de forma regular, tu sistema energético utilizará el color para restablecer el flujo de energía.

Técnicas de liberación emocional

Desarrolladas por Gary Craig, las técnicas de liberación emocional, conocidas como EFT por sus siglas en inglés, son una técnica sencilla y efectiva que todo el mundo puede poner en práctica.

Las EFT trabajan con los bloqueos energéticos que causan la enfermedad o, en tu caso, la ansiedad. Se articula en torno a los meridianos energéticos, que son los caminos energéticos que recorren tu cuerpo. Estos caminos transportan la energía por tu cuerpo y están relacionados con tu columna, o mejor dicho con los canales de la parte frontal y trasera de tu cuerpo. La energía fluye por esos canales y puedes visualizarla como transparente, blanca o coloreada. Esto quiere decir sencillamente que los principales canales se encuentran en la parte frontal y trasera del cuerpo humano.

Para los ejercicios de las EFT no usamos los canales principales, sino los puntos que encontramos en las manos, en la cabeza, en el pecho y bajo los brazos. Por esos lugares es por donde pasan los canales. Los bloqueos se encuentran en los canales donde la energía ya no fluye como debería.

Para realizar tus ejercicios de EFT, usas los dedos de una mano, presionando el punto de karate de la otra mano, ubicado en el lateral de ésta. Mientras lo haces, dices "aunque sufro ataques de ansiedad terribles, yo me amo y me acepto a mí mismo completa y profundamente." Este ejercicio se repite tres veces. Entonces, presionas en la parte superior de tu cabeza y te repites la frase. Haces esto otras tres veces. Entonces, presionas la zona de arriba de tus cejas, luego tres veces en los laterales de los ojos, tres veces bajo tus ojos, tres veces bajo tu nariz, tres veces bajo tu labio inferior, tres veces sobre las clavículas y tres veces bajo tus brazos.

Cuando comienzas a presionar por primera vez, les das a tus emociones un valor que va de 0 a 20. Luego, al presionar, tienes que bajar ese valor hasta que sientas que la ansiedad ya no es tan fuerte y que ya no te hace tanto daño. Puedes repetir este ejercicio tan a menudo como desees. A veces te parecerá que la ansiedad aumenta, pero, si haces el ejercicio de forma regular, el sentimiento de ansiedad y sus efectos colaterales incapacitantes disminuirán hasta que consigas superarlo por completo.

Cuanto más hagas el ejercicio, mejores resultados tendrás. Puedes cambiar la primera parte de la frase de acuerdo con lo que sientes. La frase o tu expresión puede ser más eficaz así. Si no te gusta decir que te amas y te aceptas a ti mismo, puedes decir solamente que te aceptas tal como eres. Hay muchas personas que, al principio, no se sienten cómodas al decir que se aman a sí mismas. Si no te sientes cómodo, simplemente usa el segundo ejemplo (que te aceptas tal y como eres).

Puedes hacer este ejercicio con lo que sea que desees cambiar, pero no digas que ya no quieres sentir la emoción de la ansiedad. Tu inconsciente no distingue entre el "ya no querer" y el "querer". La negación de una frase no es tenida en cuenta, o, lo que es lo mismo, si usas una negación acabarás teniendo más de lo que preferirías no tener. Así pues, ten cuidado.

Las EFT llevan usándose con éxito desde hace más de treinta años por todo el mundo y, aunque son muy sencillas, los resultados son muy buenos. El método es eficaz.

A fin de aprenderlo de forma adecuada, puedes descargarte el manual escrito por Gary Craig(4). Es gratuito y te muestra cada uno de los pasos.

La relación entre la ansiedad y la comida

"Aquel que toma medicamentos y olvida la dieta malgasta la sabiduría del médico" –*Proverbio chino*

Hace mucho que los científicos establecieron la conexión entre la comida y nuestro ánimo. De hecho, lo que comemos afecta a cómo nos sentimos ese día, y viceversa.

La mayoría de las personas no reconoce la relación entre la comida y su estado mental. Pero, así como el cuerpo y la mente no pueden separarse, tampoco pueden separarse nuestra dieta y nuestro ánimo. Los dos están fuertemente vinculados.

Demasiadas personas, en nuestra sociedad actual, corren al médico a pedirle la ayuda de medicamentos para manejar su ansiedad, lo cual solamente conlleva efectos secundarios, gastos innecesarios y un alivio apenas apreciable. Pocos se imaginan que la libertad a largo plazo respecto a la ansiedad y los devastadores cambios de ánimo puede radicar en algo tan sencillo como cambiar su dieta.

Otra tentación en esta sociedad trepidante y repleta de estrés es hacerse con todas las comidas y bebidas incorrectas. De acuerdo, puede que ya sepas que lo que estás llevándote a la boca está dañando tu bienestar y aumentando los malos sentimientos que te llevan a la ansiedad, a la depresión o a algo peor. Puede que seas una de esas personas que piensan que para llevar una dieta sana hace falta mucho trabajo y dinero. Puede que pienses que tienes que dejar de tomar cosas con sabores que te resultan agradables para tener más energía. O puede que te obsesiones buscando incansablemente especias y suplementos extraños y tiendas recónditas de comida saludable. Bueno, pues todo lo anterior son concepciones equivocadas demasiado comunes.

Los alimentos saludables pueden encontrarse en todos los supermercados, y simplemente saber unos cuantos trucos sobre qué comer y cómo preparar comidas y snacks nutritivos puede hacerte dejar de ser un loco por la comida basura para ser un loco por la comida sana. Los cambios pequeños pueden implicar una gran diferencia si estás dispuesto a probarlos.

> *Los cambios pequeños pueden implicar una gran diferencia si estás dispuesto a probarlos.*

En las siguientes secciones, encontrarás información sobre la comida que calmará tus nervios en mitad del caos de tus días más estresantes, así como consejos generales para llevar una dieta más sana. ¡Cuanta más energía natural le des a tu cuerpo gracias a una dieta sana, mejor podrás enfrentarte a las exigencias de la vida y disfrutar de los placeres que están a tu alcance todos y cada uno de los días!

Cómo afecta la comida al ánimo

Saber qué comer es tan importante como cuándo se come. Pero lo primero que tenemos que saber es que nuestro comportamiento hacia la comida interviene en nuestros hábitos alimenticios

¿Comes cuando te sientes ansioso sin importar si tienes hambre o no? ¿Cuánto comes cuando lo haces? Y ¿qué comes?

La mayoría de nosotros tenemos la costumbre de comer comida basura cuando estamos tristes, o tomar una taza de café tras otra cuando vemos que no podemos con nuestro día. Nos pegamos atracones de comida pensando que eso nos hará sentirnos mejor, cuando el hecho es que nos hace sentirnos peor.

> *Millones de personas recurren a la comida basura para deshacerse de su ansiedad y su depresión. Usan la comida como un escudo, y lo que es peor todavía es que usan el tipo de comida equivocado para hacerlo.*

A menudo, se convierte en un círculo vicioso: nos sentimos mal, así que comemos comida basura. Nos sentimos peor, así que comemos más comida basura. Cuando no funciona, empezamos a tener sentimientos de ansiedad o de desasosiego: ¿Por qué estoy triste? ¿Por qué no puedo sentirme mejor? ¿Hay algo que va mal en mí? ¿Por qué no funcionará nada?

Te sientes preso de tu situación, desamparado y desesperanzado por el hecho de que nada te hace sentir bien. Temes que tu estado empeore hasta la ansiedad, que poco a poco te hunde en la depresión. Y, como es lo que sueles hacer, buscas un alijo de comida basura y te lo zampas para sentirte mejor, haciendo que el ciclo vuelva a comenzar.

¿Te resulta familiar? Bien, porque ahora sabes que no estás solo.

Millones de personas recurren a la comida basura para deshacerse de su ansiedad y su depresión. Usan la comida como un escudo, y lo que es peor todavía es que usan el tipo de comida equivocado para hacerlo.

Romper el ciclo

Antes de aprender qué comer, tienes que descubrir por qué comes.

Muchos de nosotros comemos cuando estamos tristes porque es a lo que estamos acostumbrados.

Prueba a hacer un experimento. Enciende tu televisión y pon tu serie preferida. Presta atención a dónde suelen ir los personajes cuando tienen un mal día. Nueve de cada diez se dirigen a la cocina, entregándose a un enorme tarro de helado.

¿Por qué hacemos esto? La respuesta es muy sencilla: porque nos hace sentir bien.

Comer cuando tenemos hambre nos da una satisfacción inmediata, algo que esperamos poder reproducir cuando estamos tristes. Como los niños, tendemos hacia lo azucarado porque tiene buen sabor. El subidón de azúcar que viene a continuación también refuerza esa especie de subidón que experimentamos cuando comemos.

Lo que no nos esperamos es cómo ese subidón de azúcar puede hacer que nos quedemos sin energía al final del día, sintiéndonos cansados y ansiosos porque nuestra comilona no funcionó.

Así pues, la próxima vez que te sientas triste, detente y piensa antes de irte directo hacia la cocina. Hay otras formas a tu disposición para sentirte mejor que no son zamparse una tableta de chocolate, como por ejemplo el ejercicio o la meditación, capaces de dejarte tan satisfecho como después de una buena comida.

Un régimen diario para el éxito

Lo más importante es tomar un buen desayuno. Recuerda que la palabra "desayuno" significa romper el ayuno en el que se encuentra tu cuerpo desde la noche anterior. El desayuno te da el combustible que necesitas para poner en marcha tu maquinaria corporal y reiniciar tu metabolismo, lo que establece el comienzo de tu día.

<u>Desayuno:</u> Prueba a tomar unos buenos cereales sin azúcar añadido y añade un yogur o un poco de leche para tener proteínas adicionales. Un cereal que contenga cebada no irritará tu sistema nervioso y puede mejorar realmente tu ánimo. Un zumo recién exprimido te aporta vitaminas y azúcar natural. Incluye algunos frutos secos y, si te gusta, un huevo. Los huevos son ricos en proteínas y facilitan la producción de los neurotransmisores responsables de hacernos sentir alerta y con más energía.

<u>Almuerzo de media mañana:</u> Toma una pieza de fruta o un puñado de frutos secos para tener una inyección de energía natural en vez de ir a buscar tu segunda o tercera taza de café. Las almendras son excelentes protectoras frente al estrés y además están repletas de vitamina B2, vitamina E, magnesio y zinc. Está demostrado que el zinc combate algunos de los efectos negativos del estrés, mientras que la vitamina E es un antioxidante que destruye los radicales libres que nos pueden conducir al estrés y a enfermedades coronarias. ¡Pueden ayudarte a ponerte de buen humor o a mantenerlo!

<u>Comida a mediodía:</u> En la comida toda opción es válida mientras no contenga alimentos demasiado grasos o demasiado salados. Las patatas fritas caseras pueden tomarse de vez en cuando. Son menos grasientas y menos saladas que las de bolsa, que no son más que calorías vacías. Pero debes acostumbrarte a añadir ensalada a todas tus comidas, ya que eso te saciará y te aportará fibra y nutrientes

al mismo tiempo. Puedes encontrar ensaladas listas para consumir en cualquier sitio. Están ya lavadas y solamente necesitan algún aliño. Un aliño sencillo y sano puede ser el yogur. Añade proteínas y un poco de grasa a tus verduras de hoja.

Merienda: Por la tarde, es tentador ir a por una tableta de chocolate o una galleta o una bebida cafeinada cuando sientes el bajón de media tarde. Prueba a hacer un experimento durante una semana tomando una fuente de energía sana en vez de una que añada calorías vacías o que te dé un subidón de energía seguido por un bajón. La tarde es un buen momento para tomar un zumo natural de frutas (las frutas envasadas contienen demasiado azúcar refinado), frutos secos o un pedazo de queso con algunas verduras a rodajas. Te sentirás mejor y pensarás con más claridad si haces algún pequeño cambio en tus hábitos alimenticios cotidianos. ¡Vale la pena!

Noche: Por la noche, lo más apropiado es una comida ligera. Hay un refrán que dice "Desayuna como un rey, come como un príncipe y cena como un mendigo." Ingerir el grueso de calorías a primera hora del día hace que empieces con más energía y te dará la oportunidad de quemar calorías para mantener tu metabolismo. Las comidas pesadas, comidas por la noche, pueden ser un problema para tu sistema digestivo y pueden interferir con tu sueño.

> *Te sentirás mejor y pensarás con más claridad si haces algún pequeño cambio en tus hábitos alimenticios cotidianos. ¡Vale la pena!*

Carne o verduras a la plancha son una buena elección para la noche, y además puedes preparar muy buenas comidas sin casi esfuerzo. Los platos asados a la plancha no necesitan grandes cantidades de grasa. Pueden sazonarse con hierbas para potenciar su sabor. También puedes añadir sabor y vitaminas sazonando con zumo de limón.

El limón es uno de los mejores potenciadores del sabor naturales. Ayuda a potenciar el sabor de carnes pescados y verduras. También da sabor al agua de la bebida y a las fresas. Añádelo a frutos rojos o macedonias de frutas en vez de añadir azúcar extra. Incluso tus ensaladas verdes pueden ser más sabrosas si les añades unas gotas de zumo de limón. El zumo de limón también ayuda a tu digestión y mejora tu sistema inmunitario. Además, los limones se encuentran en todos los sitios.

Así que, ya ves, puedes comer más sano sin gastar más tiempo o dinero que ahora. Y recuerda que además de por la boca la comida entra por los ojos. Si algo es colorido y se presenta de forma atractiva, realmente sabrá mejor y será más divertido y más sano de comer que algo que no te guste mirar. ¡Con un poco de imaginación puedes preparar platos que tienen buen aspecto y todavía mejor sabor!

Comidas cómodas que causan incomodidad

En el caso de que al final te lances de camino a la cocina, es importante saber qué comidas comer para hacerte sentir mejor y cuáles evitar.

Un descubrimiento sorprendente es que la mayoría de las cosas que consideramos comidas agradables pueden en realidad hacernos sentir peor en vez de mejor.

Chocolate y cualquier cosa dulce

Chocolate, pasteles, helado y todo tipo de caprichos azucarados encabezan la lista de las cosas de las que deberías estar lejos cuando te sientas deprimido o ansioso. Como saben bien, corremos hacia las comidas azucaradas antes que a cualquier otra cosa para sentirnos mejor, y la consiguiente subida de azúcar nos da un subidón momentáneo. Por otro lado, es la misma subida de azúcar la que hará que tu cuerpo esté destrozado y exhausto pocas horas después.

La mayoría de las personas que se dan caprichos en el trabajo acaban sintiéndose incapaces y fatigadas a mitad de la jornada, lo que hace más difícil que se centren en sus obligaciones. Esto puede, incluso, llevarte a sentir que tienes un rendimiento bajo y poca satisfacción laboral, haciéndote sentir frustrado con tu trabajo.

Aquellos que se conceden caprichos a última hora de la noche, justo antes de ir a la cama, suelen tener problemas de sueño. La subida de azúcar sigue presente hasta bastante después de que te hayas ido a la cama, robándote horas de descanso.

Por suerte, no tienes que dejar completamente el chocolate. Tomado con moderación, el chocolate puede hacerte sentir bien de verdad. Un cuarto de chocolatina es suficiente para que lleguen a tu cerebro las endorfinas, pero no tanto como para tener una subida de azúcar.

Alternativa saludable:

Si te apetece saciar tus ganas de dulce, ¿por qué no pruebas a tomar fruta?

Las frutas tienen un sabor realmente dulce sin demasiado azúcar, lo que evita esa subida de azúcar. El contenido de agua presente en las frutas ayuda a la digestión y acelera el metabolismo, haciéndote sentir ligero y enérgico.

¿Te mueres por un poco de helado? ¡Pues toma un sorbete! La ausencia de nata evita ese sentimiento de pesadez que sientes tras comer helado, dejándote un sabor dulce y refrescante sin demasiado azúcar ni calorías.

Café y cola

Reconozcámoslo, algunos de nosotros no somos siquiera humanos hasta que no tomamos la primera taza de café de la mañana. Hay también de quien no funciona hasta que no toma la tercera, bebiendo más a lo largo del día. Cuando no café, hay de quien recurre a los refrescos de cola para mantenerse despierto.

El ingrediente principal que encontramos en el café y otras bebidas estimulantes es un componente natural, la cafeína, que puede llegar a causar palpitaciones. El efecto puede ser tan terrible que hay de quien lo confunde con ataques de pánico. Si a esto le unimos la subida de azúcar, podemos llegar a provocar un ataque de ansiedad.

Como la mayoría de las personas consideran las bebidas cafeinadas inofensivas, aquellos que son propensos a los ataques de pánico o de ansiedad no ven la relación. El café y la cola también suelen tomarse habitualmente en las reuniones o cuando tenemos que trabajar hasta tarde para cumplir con una entrega, haciendo que una situación estresante sea peor.

La cafeína es tan adictiva como los cigarrillos, y algunos se sienten cabreados e irritables cuando no tienen su dosis. Dejar la cafeína es algo que debe hacerse gradualmente, por pasos, para no provocar síntomas de abstinencia o cambios de humor.

Si toman bebidas cafeinadas, aquellos propensos a la ansiedad o los ataques de pánico deben prestar mucha atención a cuándo tienen los síntomas. Frecuencia cardíaca aumentada, manos sudorosas y ruidos en los oídos son reacciones que, si se tienen después de beber cola o café, son el resultado de un exceso de cafeína, no un ataque de ansiedad.

Por otro lado, no todo está perdido para los amantes del café. Se ha demostrado que contiene antioxidantes que previenen el cáncer, si se bebe con moderación.

Alternativa saludable:

En vez de beber café, ¿por qué no probar a tomar infusiones herbales o tónicas?

> *En vez de beber café, ¿por qué no probar a tomar infusiones herbales o tónicas?*

Una taza de té de canela puede alegrarte el día sin nada de cafeína. ¿Quieres algo más exótico? Prueba a hervir jengibre en agua durante diez minutos y a beber la infusión. Otro producto habitual son los tés o tónicas con ginseng, que puede impulsar tu energía sin descontrolar tu corazón.

Alcohol

El alcohol es un depresor natural. Aunque puede hacerte sentir calmado y sedado a corto plazo, también puede causar deshidratación. Este es el motivo por el que beber demasiado acarrea una resaca. La resaca es la reacción de tu cerebro ante la pérdida de agua, así que si no te mantienes hidratado mientras bebes acabarás con un desagradable dolor de cabeza unas pocas horas después.

La deshidratación causada por el consumo de alcohol puede incluso exacerbar la ansiedad en aquellos propensos a sufrir ansiedad y ataques de pánico. La depresión asociada contribuye a su sentimiento de desamparo, lo que resulta en más sentimientos de frustración.

Así que, la próxima vez que estés en un bar, reduce el alcohol al mínimo, si no por completo.

Alternativa saludable:

¡Bebe muchísima agua! Puede no quedar tan elegante, pero optar por una soda (o un Shirley Temple) y saltarte ese segundo o tercer margarita te hará sentir mejor, y tu cabeza te lo agradecerá al día siguiente.

El agua no solamente limpia tu organismo, sino que la hidratación habitual acelera tu metabolismo. Si te apetece tomar algo un poco más divertido, existen distintas marcas que ofrecen agua con sabores sin ningún azúcar añadido.

Si te apetece tomar una bebida que te calme, bebe leche. Los triptófanos presentes en la leche ayudan a la producción de serotonina y el aminoácido conocido como melatonina, que te ayuda a dormir.

Comida rápida y comida precocinada

Procura comer más cosas naturales, tantas como te sea posible. Nunca sabes qué químicos están presentes en la comida precocinada, y estos podrían afectar a tu estado de ánimo.

Por ejemplo, las comidas grasientas pueden hacerte sentir más pesado y cansado, lo que hace que acabes adormecido durante tus horas de trabajo. Esto puede hacer que sientas frustración por tu incapacidad de centrarte en tu trabajo, y esta frustración puede hacerte tener más estrés.

Procura comer más cosas naturales

Alternativa saludable:

¡Llévate la comida de casa! Así no solamente podrás saber exactamente lo que contiene lo que comes, sino que también te sorprenderá la cantidad de dinero que ahorrarás.

También puedes controlar la cantidad de especias que añades en tu comida para que sepa mejor. Cuanto mejor sepa, más satisfecho quedarás, y te sentirás saciado antes. Todo habiendo comido menos, en vez de más.

Trigo y lácteos

Muchas personas consideran que el trigo y los lácteos son alimentos muy alergénicos, o que habitualmente causan reacciones alérgicas en las personas.

Alimentos como el queso, el pan integral de trigo o la pasta a veces causan reacciones alérgicas menores que están muy relacionadas con los cambios de ánimo.

La mejor forma de comprobar esto es observar tus reacciones a los alimentos que contienen trigo o lácteos. Prueba a mantener una dieta libre de trigo y de lácteos durante dos o tres semanas y luego vuelve a incorporarlos gradualmente. Observa si hay alguna diferencia notable en cómo te sientes, o si aparece alguna reacción alérgica alimenticia de la que no eras consciente.

Alternativa saludable:

La pasta sin trigo es fácil de encontrar en la mayoría de tiendas de comida saludable, así como queso y leche de soja, como sustituto a estos básicos lácteos.

Snacks saludables: alimentos que mejoran tu ánimo

"Deja que la comida sea tu medicina" – Hipócrates

A todos nos gusta picar. Y hoy en día la mayoría sabemos que los mejores snacks son ligeros y nutritivos y que te sirven para darte energía entre las comidas principales. Nunca deben sustituir a la comida propiamente dicha y debemos evitar aquellos que están repletos de calorías vacías, azúcares industriales o carbohidratos. Pero no todo el mundo sabe cómo escoger *snacks* que sean nutritivos, fáciles de preparar y fáciles de comer al mismo tiempo.

Un error que suele cometerse al cambiar nuestras dietas es centrarnos en eliminar en vez de ampliar la lista de alimentos que ya consumimos.

Un error que suele cometerse al cambiar nuestras dietas es centrarnos en eliminar en vez de ampliar la lista de alimentos que ya consumimos.

Lo ideal sería que los jóvenes tuvieran acceso a los *snacks* saludables desde una edad temprana, de forma que se acostumbren a comer adecuadamente y disfruten de comer alimentos como frutas, verduras, yogur, queso crema, pan de centeno y otros alimentos saludables.

¡También es importante recordar que todos comemos con los ojos además de con la boca! Cuando un *snack* es colorido y bonito, es más apetecible tanto para los niños como para los adultos.

Un pequeño esfuerzo puede suponer un gran cambio a la hora de ayudar a tu familia a disfrutar de los snacks sanos. A continuación se ofrecen algunas ideas de snacks saludables fáciles de preparar, apetecibles a la vista, deliciosas y fáciles de llevar encima.

Prueba a añadir lo siguiente a tu dieta:

Brochetas de fruta

Corta la fruta en pedazos pequeños y pinchalos en una brocheta pequeña. Alterna la fruta con pan de centeno hasta que la brocheta esté completa.

Este snack te aporta vitaminas y algún carbohidrato. No contiene grasas ni más azúcar que el natural de la fruta.

Puedes usar cualquier tipo de fruta fresca siempre que no contenga ningún sirope que pueda chorrear y hacer que el pan se reblandezca.

Brochetas de pavo y verduras

Otro snack saludable que contiene proteínas son pedazos de pavo que también puedes pinchar en una brocheta. Puedes alternarlas con pequeñas rebanadas de pepino o de otro vegetal que te guste.

Este snack no contiene azúcar y muy poca grasa, y sí que contiene fibra y proteínas.

Dips de verduras y de frutas

Un snack saludable que apetece tanto a los niños de verdad como al niño que llevas dentro son los "dips" de fruta o de verdura. Corta tu verdura o fruta preferida en tiras y sírvelas con una salsa saludable, como yogur natural.

Este snack te aporta vitaminas, poca grasa y proteína. Evita usar alimentos desgrasados, ya que suelen contener aditivos que no son saludables en absoluto.

Galletas de centeno y salsa de queso crema

Otra opción de snack saludable son las galletas de centeno con salsa de queso crema. Escoge una marca de queso crema que contenga poca sal o que no tenga sal.

Los quesos crema con bajo contenido de sal pueden encontrarse en cualquier sitio. Si te gusta el queso crema, te fascinará la idea de tomar galletas de centeno con este queso. Las galletas de centeno son una buena opción y suelen ser más nutritivas que la mayoría de galletas de trigo.

Brochetas de fruta y verdura

Las brochetas también pueden hacerse con pedazos de fruta alternados con pedazos de verduras, todos ellos pinchados en una brocheta.

Es un snack muy bajo en calorías pero colorido y apetitoso a la vista.

Experimenta con distintas combinaciones de alimentos saludables para tus *snacks* y a divertirte con ellos. ¡Todo lo que comes puede ayudar a tu cuerpo, mejorar tu ánimo y darte la vitalidad que necesitas para disfrutar de tu vida!

Frutos secos

Los frutos secos son ricos en ácidos grasos esenciales omega-3, un tipo de ácidos grasos que ayuda a que los neurotransmisores responsables del estado de ánimo funcionen correctamente.

Los frutos secos son ricos en ácidos grasos esenciales omega-3, un tipo de ácidos grasos que ayuda a que los neurotransmisores responsables del estado de ánimo funcionen correctamente.

Tenemos que recordar que nuestro cerebro está compuesto principalmente por grasa, de forma que evitar todo tipo de grasa puede ser peligroso. De hecho, las dietas bajas en ácidos grasos esenciales Omega-3 pueden favorecer la depresión, la ansiedad y muchos otros problemas mentales.

Así que la próxima vez que te sientas triste abre un paquete de nueces, o prepárate un sándwich de mermelada y manteca de cacahuete para ayudarte a impulsar tu estado de ánimo.

Otros alimentos ricos en ácidos grasos Omega-3 son:

Semillas y pescado. El atún, la caballa y el salmón son ricos en ácidos grasos esenciales Omega-3.

También puedes tomar aceite de hígado de bacalao. No solamente es rico en ácidos grasos esenciales Omega-3, sino que también contiene vitaminas A y D. El aceite de hígado de bacalao está disponible en distintas presentaciones, así que puede interesarte visitar una tienda de alimentación saludable para ver las diferentes opciones.

Avena

La avena se considera un buen carbohidrato, y libera triptófanos. Es un buen carbohidrato ya que a diferencia de otros es de liberación lenta y por lo tanto absorbe los triptófanos mejor, evitando la subida de azúcar asociada con una ingesta súbita de carbohidratos.

Ya que la avena es un carbohidrato de liberación lenta, también libera la energía a lo largo del día, permitiéndote sentirte mejor. La ausencia de subida de azúcar también evita la ansiedad y los cambios de ánimo asociados con ella, permitiéndote centrarte en el trabajo con energía y vigor renovados.

La avena, como la fruta, también es una gran alternativa a los caprichos azucarados. Una galleta de avena no solamente te aporta energía, sino que el alto contenido de fibra también limpia tu tracto digestivo.

Lentejas y espinacas

¡Hay una razón por la que Popeye se sentía mejor cuando comía espinacas!

Las espinacas y las lentejas son una fuente natural de vitamina B, que produce folatos, otra sustancia que ayuda a producir serotonina.

El folato ayuda a reducir la depresión clínica, y rebaja nuestros niveles de ansiedad, haciéndonos sentir luminosos y sanos durante el resto del día.

Una ensalada con lentejas y espinacas es una buena forma de acabar una comida, porque también contiene verduras con agua que te ayudan a estimular la digestión, así que tomar la ensalada después de la comida en vez de antes te ayuda a metabolizar mejor tus alimentos.

También puedes probar a hacer sopa de lentejas, que es ligera y no es difícil de digerir, y que también aumenta tu ingesta diaria de agua.

Una dieta que te hace sentir mejor

Muchas personas sufren solamente de pensar en llevar una dieta, y les preocupa cómo podrán ser capaces de comer menos.

Este tipo de dietas se centra en lo que comes, más que en cuánto comes. Nuestra actitud hacia la comida varía con nuestro ánimo, y los efectos son todavía más notables en gente que sufre ansiedad.

Algunos usan la comida como un apoyo para sentirse mejor, encontrando ese sentimiento de satisfacción que solamente puedes obtener cuando estás saciado. Comer sin control solamente trae como resultado un aumento de peso y la ingesta de alimentos incorrectos, lo que implica cambios de ánimo y fluctuaciones de peso.

También hay de quien no come nada, pensando que al limitar sus alimentos también limita su ansiedad, dándole una sensación de control. Esto priva a tu cerebro de nutrientes vitales que son necesarios para regular tu ánimo.

Al saber lo que comes y cómo te afecta, empezarás a notar un cambio en tu ánimo que hubiera sido imposible con tu anterior estilo de vida. No solamente sentirás que controlas más, sino que también te sentirás más optimista.

Mantenerte alejado de las comidas que pueden desencadenar tu ansiedad te aproxima mucho al momento de romper el ciclo de desamparo y de depresión.

¿Loco por naturaleza o adicto a la comida basura?

"Si no estuviéramos dispuestos a aceptar una vida basura, seguro que no aceptaríamos la comida basura."
– Sally Edwards

¿Con qué frecuencia sueles ir a un restaurante de comida rápida? ¿Sabes cuántas calorías ingieres en una comida rápida estándar? Posiblemente son muchas más de lo que crees. De hecho, puede que incluso sea el total de calorías que deberías tomar en todo el día. Todos esos sándwiches, panes, salsas, carnes, *bacon*...¡todo cuenta! Y difícilmente ese trozo de lechuga y la rodaja de tomate de costumbre te aportarán la ración de vegetales que deberías tomar con cada comida. Sin embargo, no tienen casi calorías.

"Pero cuando voy a los restaurantes de comida rápida como pollo", dices. "¿No se suponía que el pollo era bueno?" El pollo en sí puede tener pocas calorías, pero en muchos restaurantes de comida rápida lo que tomas es pollo frito, rebozado con pan e impregnado de aceite, lo que lo hace tener muchísimas calorías. Y ¿qué comes junto al pollo frito? ¡Patatas fritas!

Las patatas fritas son uno de los peores ataques de la comida rápida. Suelen prepararse con aceites de baja calidad y a menudo con aceites que ya han sido utilizados muchas veces antes para freír todo lo que les han puesto por delante. Si preparas tu comida en casa, puedes tomar patatas fritas de vez en cuando porque tienes la seguridad de que estás usando aceite fresco y de calidad. Pero deberías evitar tomarlas de forma habitual en los restaurantes.

Otra comida basura muy habitual son las hamburguesas. Igualmente, están fritas y la calidad de la carne suele ser muy mala. El problema de la comida basura no son los componentes básicos. De hecho, si se tomaran por separado, los ingredientes de la comida rápida podrían ser incluso comida "natural". Es la forma en que se procesan y cocinan la que los convierte en comida basura.

Si cocinaste tú mismo tus patatas al vapor o con la receta tradicional de *hash browns*, sin lugar a dudas no serán comida basura, sino un alimento rico en fibra y nutrientes. Lo mismo puede decirse de las hamburguesas. Puedes mirar por separado a los componentes de una hamburguesa, separando las carnes y cocinándolas con poco aceite para comerlas con pasta. Añade un tomate natural en vez de *ketchup y* te encontrarás con una comida sabrosa y saludable.

Y así con todo...

Pero ¿qué hacer cuando estás fuera de casa y necesitas comer pero no tienes mucho tiempo?

Hoy en día puedes hacerte con una ensalada preparada, un cuenco de sopa e incluso tomar un poco de pan. Realmente no necesitas añadirle mantequilla al pan porque de por sí ya tiene buen sabor, y además puedes tomarlo hecho de harinas que no tengan trigo. Puedes incluso tomar una macedonia de fruta sin añadirle azúcar blanco refinado. En muchas ocasiones, las macedonias no contienen más azúcar que el presente de forma natural en las frutas. También puedes tomar el pollo frito con una ensalada. Esta combinación te ayuda a digerir mejor la grasa de la fritura gracias a las verduras de hoja de la ensalada.

Si tomas un vaso de leche, puedes apostar por una leche desnatada baja en calorías. En vez de zumo, toma solamente agua natural, que es lo que tu cuerpo necesita. Y, aunque te sorprenda, también es la bebida preferida de tu cerebro. De hecho, tu cerebro necesita agua para funcionar correctamente.

Como puedes ver, un restaurante de comida rápida no es sinónimo de comida de alto contenido calórico. Es tu decisión tomar comida con alto contenido calórico y lo que conlleva para tu cuerpo o si prefieres la comida saludable y de bajo contenido calórico. ¡También puedes recurrir a una combinación de ambos para ver si puedes ir realizando pequeños cambios que harán que dejes de ser un loco por la comida rápida para ser un apasionado de la comida saludable!

Vitaminas B y ansiedad

"Eres lo que comes, así que no seas rápido, barato, fácil o falso." – *Autor desconocido*

No olvides que la ansiedad puede ser una reacción normal ante situaciones estresantes. Solamente supone un problema si la sientes todo el día. Ya no es una reacción normal, sino que se ha convertido en un hábito. Tu ansiedad puede estar causada por el miedo a un ataque de ansiedad, lo que se convierte en un círculo vicioso que se eterniza. Cuando la ansiedad se convierte en una reacción habitual, tiene que haber un punto y final, porque de lo contrario podrías dañarte a ti mismo y a tu salud general.

En cualquier caso, ¿quién quiere la compañía de la ansiedad? ¡No es muy buena amiga! Necesitas hacer nuevos "amigos" mediante una forma de vida saludable, lo que implica darle a tu cuerpo las vitaminas que necesita para protegerte frente a los efectos negativos de tu ansiedad.

Ante todo, sé consciente de que las vitaminas más importantes que tu cuerpo necesita cuando siente ansiedad son las del grupo B. Todas ellas tienen una gran influencia en tu mente, en tu estado mental y en tu sistema nervioso.

Todas y cada una de las vitaminas de este grupo juegan un papel concreto para mantener tu sistema nervioso sano.

sé consciente de que las vitaminas más importantes que tu cuerpo necesita cuando siente ansiedad son las del grupo B. Todas ellas tienen una gran influencia en tu mente, en tu estado mental y en tu sistema nervioso.

Vitamina B1: también llamada tiamina. Esta vitamina mejora tu ánimo. Es importante para el correcto funcionamiento del corazón y del sistema nervioso. La carencia de esta vitamina puede causar irritabilidad. A veces también afecta tu nivel de energía.

Vitamina B2: también llamada riboflavina. Es necesaria para que el cuerpo produzca hormonas antiestrés. También ayuda a liberar la energía presente en los alimentos. Además, es necesaria para la metabolización de las proteínas.

Vitamina B3: también llamada niacina. Su carencia causa inestabilidad mental. La ansiedad y el estrés pueden causar problemas relacionados con la piel. Esta vitamina ofrece protección frente a problemas e inflamación de la piel.

Vitamina B5: ayuda al cuerpo a producir hormonas antiestrés. Como la ansiedad está fuertemente vinculada con el estrés, la carencia de esta vitamina puede hacer que tu ansiedad se manifieste más a menudo.

Vitamina B6: también conocida como pyridoxina. Influye sobre el funcionamiento correcto de tu sistema nervioso. Si no tomas cantidades suficientes de vitamina B6, puedes sufrir ansiedad e incluso depresión, insomnio y/o irritabilidad.

Vitamina B12: juega un papel crucial a la hora de aportar al cerebro los elementos químicos necesarios para que te sientas bien. Esta vitamina también es esencial para la producción de los glóbulos rojos de la sangre.

Hay otros tipos de vitamina B de los que todavía se están estudiando los efectos beneficiosos sobre la salud, pero al día de hoy todo tipo de vitamina B está implicado en el desarrollo correcto del sistema nervioso, lo que afecta directamente a tu estado de ánimo. ¡Si quieres sentirte calmado y apacible en vez de ansioso e irritable no olvides tus vitaminas B!

La mayoría de estas vitaminas están presentes de forma natural en las dietas de todas las culturas que incluyan carne u otras proteínas de origen animal. Eso sí, es recomendable que los veganos tomen suplementos de vitamina B12.

Hay muchas fuentes de vitaminas del grupo B:

B1: germen de trigo, cacahuetes, cerdo y arroz integral

B2: leche, yogur, aguacates, carne de vaca

B3: pollo, patatas, semillas de girasol

B5: huevos, aguacates, frutos secos, vegetales verdes

B6: plátanos, pescado, pollo, semillas en general, col

B12: todas las proteínas de origen animal

Puedes cubrir tus necesidades de vitamina B si tienes en cuenta todos los alimentos disponibles en tu región. Al comer la comida adecuada puedes protegerte frente a la ansiedad. Si ya sufres de ansiedad, puedes reducir su frecuencia o su intensidad al tomar los alimentos necesarios para asegurarte de que ingieres cantidades adecuadas de vitamina B.

Ansiedad y comida especiada: Elimina las especias

"Come comida. No demasiada.
Principalmente plantas."
– Michael Pollan, An Eater's Manifesto

Especiar las comidas es una tradición ancestral en muchas culturas. Las especias que se han convertido en "tradicionales" para una cultura particular dependen del clima y de las especias locales que son más fáciles de encontrar. También tienen relación con la higiene, ya que muchas especias picantes son potentes desinfectantes que, de hecho, suelen consumirse en países con climas cálidos.

A medida que la población se hizo más nómada y viajera, visitando países lejanos respecto a su tierra natal, todo el mundo se llevaba las culturas que le eran propias con ellos, incluyendo su comida y especias tradicionales. Esta fue probablemente una buena idea porque ya tenían sus propios hábitos alimenticios mental, física y emocionalmente. Esto hizo que la comida fuera más fácil de preparar y que a sus organismos les resultara más fácil digerirla.

Con el tiempo, empezaron a fusionarse con la población indígena y a desarrollar nuevos hábitos que implicaron todo tipo de cambios. Se acostumbraron a comer la comida de los otros y descubrieron que existían otros cereales y especies de fruta, así que dejaron de ceñirse a los límites de sus tradiciones alimenticias. Poco a poco desarrollaron nuevos hábitos alimenticios, con el paso de los años y de las décadas, lo que hizo que sus cuerpos se acostumbraran de forma gradual a los nuevos alimentos y especias.

Si padeces ansiedad, sé consciente del impacto abrupto que experimenta tu cuerpo al tomar comidas especiadas.

Viajemos hasta la época actual y veremos que no solamente podemos comer platos de otras culturas cuando viajamos por el mundo, sino que también podemos elegir entre muchos restaurantes étnicos que están a tan solo unas manzanas de distancia. Hay estanterías dedicadas a los alimentos tradicionales de otras culturas en todos los supermercados. Nunca ha habido tantas opciones dietéticas al alcance de nuestras manos.

Esto es por un lado positivo y por otro lado negativo. Es emocionante tener la oportunidad de probar fácilmente la cocina de una cultura distinta cada noche de la semana, pero también puede desestabilizar a nuestro organismo, que no ha tenido tiempo para adaptarse poco a poco a los cambios alimenticios.

Si padeces ansiedad, sé consciente del impacto abrupto que experimenta tu cuerpo al tomar comidas especiadas. En inglés suele usarse el término "hot" ("caliente") para referirse a las comidas especiadas porque dilatan los vasos sanguíneos, haciendo que la sangre inunde tu garganta y tu cabeza. Esto puede hacer que te ruborices y sientas calor, que empieces a sudar e incluso que aumente tu frecuencia cardíaca. Por sí mismos, estos efectos físicos no son peligrosos, pero si tienes tendencia a la ansiedad pueden exacerbar tus síntomas. ¡Puede ser una experiencia aterradora que arruine tu comida!

Si ya sufres ansiedad o tiendes a tener una reacción fuerte a los alimentos poco habituales pregúntate qué comida especiada pertenece realmente a tu cultura. Si la que vas a tomar no pertenece, hazte un favor a ti mismo, ¡no la comas! La comida especiada es algo de lo que se puede disfrutar de vez en cuando, pero no de forma habitual. Céntrate en tu propia cocina. Toma nota si cualquier alimento aumenta tu ansiedad e intenta evitarlo a fin de vivir una vida más tranquila. ¡Si tienes un ataque de ansiedad al menos sabrás que no lo ha causado tu comida!

Semillas de sésamo negro: una especia que disminuye tu ansiedad y que reconstruye tu cuerpo y tu espíritu

"Pero a mí me encantan las comidas especiadas," dices. De acuerdo, tengo la opción perfecta para ti: las semillas de sésamo negro.

Las semillas de sésamo negro son una especia muy antigua, tal vez la más antigua del mundo. Su primer uso como especia aparece documentado hace miles de años. ¡Según la leyenda asiria, los dioses bebían vino obtenido de las semillas de sésamo antes de crear el mundo! Y todavía son un alimento y una especia fundamentales en todos los rincones de Asia y en algunas zonas de Europa y África.

Las semillas de sésamo existen en distintos colores, pero no todas ellas ofrecen los mismos beneficios que las negras. Son oscuras pequeñas y planas. Aunque se consideran un elemento culinario, se usan a menudo sus propiedades medicinales, ya que tienen un alto contenido en minerales, especialmente calcio y hierro.

Según la medicina china, las semillas de sésamo negro tienen propiedades dulces y neutras. ¿Qué significa eso? ¿Cómo pueden ayudarte? Te ayudan a aumentar el "yin", la energía femenina del cuerpo humano. Y ayudan a formar el espíritu, que es de crucial importancia, no solo para los que sufrimos ansiedad, sino para todos nosotros. El espíritu es nuestra fuerza vital y es lo que nos ayuda a avanzar en la vida.

Las semillas de sésamo negro pueden tener una importancia crucial en nuestras vidas, ya que se asocian con el hígado y los riñones. Nuestra fuerza física se basa en los riñones, así que si nuestros riñones no funcionan bien la fuerza vital se debilita. El hígado es el otro órgano depurativo de nuestro cuerpo, y es fundamental en la eliminación de toxinas. Si los riñones o el hígado no funcionan en algún sentido, se elevan los niveles de ansiedad y podemos sufrir desórdenes más graves.

La ingesta de semillas de sésamo negro ayuda a nuestro cuerpo a limpiarse a sí mismo eliminando toxinas. Los que sufren ansiedad suelen tener todo tipo de toxinas en su cuerpo. Si se consumen de forma habitual semillas de sésamo negro, la eliminación de esas toxinas deja de ser un problema. También ayudan a mantener un ritmo intestinal adecuado, siendo útiles para las personas que sufren de estreñimiento. No obstante, deben usarse con medida o evitarse por aquellos con tránsito intestinal rápido.

Las semillas de sésamo negro también contienen altas cantidades de proteína, fósforo y magnesio y suelen recomendarse frecuentemente en casos de enfermedades graves ya que ayudan a reconstruir el cuerpo y el espíritu.

Semillas de sésamo negro: dónde conseguirlas y cómo prepararlas

Las semillas de sésamo negro las puedes encontrar en los herbolarios, tiendas de comida saludable, supermercados asiáticos y algunas tiendas de alimentación donde vendan especias exóticas. También están disponibles en otras presentaciones, como polvo, píldoras o cápsulas. Dado que su sabor es muy dulce y recuerda a las nueces, sugiero consumirlas tal cual. Sumerge dos o tres cucharadas de té de semillas en bastante agua, remueve y hunde las que queden en la superficie. Retira el agua y cuece las semillas durante cinco minutos en una taza de agua. Luego déjalas templarse y cómelas, si puedes, a primera hora de la mañana, antes del desayuno. Puedes preparar una cantidad mayor (por ejemplo, para una semana) y guardarlas en la nevera. Si las añades a tu rutina alimenticia, pronto notarás una mejora general en tu estado anímico, en tu salud y en tu bienestar.

Las mejores frutas para una inyección de energía

"Procura estar tan cerca como puedas de las principales fuentes de alimento: las frutas y las verduras."
— *B.W. Richardson*

Con todo el estrés que recibimos a diario y la ansiedad producto de una vida cotidiana que nos hace sentir cansados y exprimidos, necesitamos algo para impulsar nuestra energía de la forma más natural posible. ¿La solución perfecta? ¡La fruta!

Muchas culturas tienen la suerte de disponer de muchas frutas para escoger, y la mayoría de ellas pueden proporcionarnos una inyección de energía, junto con grandes dosis de vitamina C. Pero eso no es todo lo que nos aportan. Muchas de ellas contienen otras vitaminas y también son ricas en fibras solubles. La fibra soluble tiene muchísimo valor: nos ayuda a digerir los alimentos y a asimilar los nutrientes, al tiempo que nos ayuda a limpiar el intestino, cosa que eleva nuestros niveles de energía.

Las frutas son sin duda una elección excelente. No sorprende ese refrán británico que dice "Una manzana al día y el médico no entra en casa". Es posible que tengan razón, ya que las manzanas aportan una dosis saludable de vitamina C, que es buena para luchar contra los radicales libres y mantener tu sistema inmune sano. Hay una gran variedad de manzanas. No todas ellas contienen la misma cantidad de vitamina C, pero todas ellas son valiosas. También te aportan azúcar natural presente en la fruta, pectina y fibra, importantes para tu digestión. Y las manzanas, además, siempre están a mano: en un aeropuerto o en un supermercado, en una estación de tren o incluso en una tienda ambulante en la calle.

También están las naranjas y los kiwis. Ambos aportan vitamina C. Las naranjas de todo tipo y los frutos rojos también aportan carotenos, que además de ser antioxidantes son una forma de vitamina A beneficiosa para la vista. Los frutos rojos engloban la uva, las fresas y distintos tipos de frutas del bosque. Ten en cuenta, eso sí, que las frutas del bosque son difíciles de conservar y deben consumirse cuanto antes. Otra opción es comprarlas ultracongeladas. El proceso de congelación no les hace perder sus propiedades y si las dejas descongelar lentamente a temperatura ambiente puedes tomarlas como si fueran frescas.

Las frutas deshidratadas son fáciles de almacenar y pueden combinarse con frutos secos no salados, como cacahuetes, avellanas o almendras, constituyendo un *snack* fácil, colorido y saludable. Ofrecen una fuente concentrada de vitaminas, minerales y antioxidantes. Las frutas que podemos encontrar deshidratadas de forma habitual son las grosellas, las manzanas, la piña, los plátanos, las cerezas, los mangos y las uvas pasas. En algunos lugares puedes encontrar incluso melocotones deshidratados. Las frutas deshidratadas o secadas son una inyección natural de energía y también pueden ser una alternativa saludable al azúcar para los más golosos. Tómate tu tiempo para disfrutar de la textura elástica de las frutas deshidratadas, disfruta de todos sus sabores, dejando que estallen en tu paladar. Si lo haces así verás lo placenteras que pueden llegar a ser las frutas deshidratadas.

Una fruta con muchas propiedades son los dátiles. Contienen distintas vitaminas, minerales, fibra y azúcar. Si no tuvieras más remedio podrías sobrevivir simplemente tomando unos cuantos dátiles al día. No tendrías ninguna carencia y tampoco pasarías hambre.

Los plátanos son muy ricos en magnesio y en potasio. Además pueden contribuir a aumentar tu nivel de energía, ya que también contienen carbohidratos y azúcar.

Cuando vives en un país exótico puedes disfrutar de muchas frutas que en otros países, como Estados Unidos, solamente puedes encontrar a precios muy altos. Es mejor comer las frutas locales. Si no es posible, come frutas que no hayan recorrido largas distancias para llegar hasta tu mesa.

> *Una fruta con muchas propiedades son los dátiles. Contienen distintas vitaminas, minerales, fibra y azúcar.*

Alimentos que favorecen un intestino sano

"Plantas un rábano, recoges un rábano, sin ninguna duda. Esa es la razón por la que adoro las verduras, ¡siempre sabes lo que son!"
– Tom Jones y Harvey Schmidt

Pese a que a muchos no nos guste hablar de ello, una de las principales causas de ansiedad es no tener un tránsito intestinal normal y saludable. Cuantos más problemas tenemos, más ansiedad tenemos, lo que a veces afecta a la salud de nuestro intestino. Puede que tengamos demasiados espasmos intestinales y un tránsito demasiado rápido o que lleguemos a no tener ninguno en absoluto, lo que nos hace tener estreñimiento crónico. Los dos problemas pueden resolverse con la ingesta adecuada de fibra.

¿Sabes cómo son de importantes las comidas ricas en fibra? ¿Eres consciente de la poca fibra que tienen la mayoría de los alimentos? El problema es más frecuente en occidente, donde se consume muchísima comida precocinada. La mayoría de las personas no consumen suficientes frutas y verduras frescas. Consumir la cantidad recomendada de frutas y verduras frescas de forma diaria puede aportarnos toda la fibra necesaria, lo que mejorará radicalmente la salud de nuestros intestinos y nuestro estado de ánimo general.

Puedes encontrar también fibra que ayude a trabajar correctamente a tu intestino en las lentejas, en los guisantes y en los frutos secos. Ciertas semillas son especialmente beneficiosas si sufres de estreñimiento, como las semillas de lino o las de sésamo. Algunas frutas deshidratadas también pueden ayudar a resolver el problema.

Pero mejor vayamos por orden.

Desayuno: Comienza el día tomando un vaso de agua caliente. Bébelo despacio. La mejor forma de conseguir la temperatura ideal es hervir la mitad del agua y mezclarla con agua fría. Al mezclar las dos aguas, además, mezclas los dos tipos de moléculas que éstas contienen, lo que les da una propiedad limpiadora. Al no beber nada frío de primeras, tu cuerpo no sufre un contraste. Después de tu vaso de la conocida como agua "yin-yang" (agua fría y caliente mezcladas), puedes tomar tu desayuno habitual. Si es posible, sustituye el vaso de zumo típico por fruta fresca, que aporta más fibra natural, la que necesitas para tener intestino sano.

Almuerzo de media mañana: En vez de tomar una galleta a mitad mañana, toma una manzana u otra fruta de temporada.

Comida a mediodía: Incluye una ensalada y otras verduras siempre que puedas. Sazónalas ligeramente con un poco de sal, un poco de pimienta, un poco de vinagre y un poco de aceite. Utiliza, si puedes, aceite de oliva. Si sueles tomar postre después de comer, toma frutos secos sin sal. Los cacahuetes, las avellanas y las nueces son muy buenas opciones.

Merienda: Si sueles tomar merienda, puedes tomar una galleta, pero mejor que sea de avena, ya que aporta más fibra.

Cena: Introduce más fibra en tu cena incluyendo alguna ensalada y verduras hervidas variadas. Las verduras hervidas hasta que se ablanden favorecen tu digestión. Procura evitar las verduras asadas porque son difíciles de digerir y sus fibras pueden resultarte incluso una molestia, a diferencia de las de las verduras hervidas.

Tu tránsito intestinal es de una importancia crucial. Los movimientos intestinales te ayudan a eliminar todo lo que tu cuerpo no puede usar. Te ayudan a mantener tu organismo sano. Por lo tanto, presta atención a lo que comes y ten siempre presente que los alimentos ricos en fibra son esenciales para tu estado de ánimo y tu bienestar general.

Los mejores alimentos para un aliento fresco

"No comas nada que tu bisabuela no reconociera como comida." –Michael Pollan

Cuando nos sentimos estresados o ansiosos, a veces nuestro cuidado personal se resiente. Pero lo último que deseas es añadirte más estrés preguntándote si tu aliento puede ser desagradable para los demás o porque te sepa a rancio a ti mismo.

El mal aliento puede tener distintas causas, incluyendo desórdenes estomacales e intestinales. No obstante, las principales causas tienen que ver con cómo cuidas tus dientes y tu boca, ¡y esas son las más fáciles de arreglar!

El primer paso para lograr un aliento fresco es prestar atención a tus dientes, a tus encías y a tu boca.

Cepillar tus dientes de forma regular es una norma. Usar cepillos pequeños e hilo para limpiar los espacios interdentales es una auténtica obligación, ya que incluso la más sana de las comidas puede dejar residuos entre los dientes y causar mal aliento.

¡Un poco de yogur al día mantiene a raya el mal aliento!

La verdadera causa del mal aliento son las bacterias que proliferan tanto en tu boca como en tu tracto digestivo, pero es algo que puede resolverse con algo tan sencillo como tomar yogur. El yogur es un producto lácteo fermentado hecho añadiendo colonias de bacterias a la leche. Éstas producen ácido láctico, que le da al yogur su sabor agrio y su textura suntuosa.

El yogur es tan beneficioso para la salud que en muchas tiendas de comida prácticamente ocupa toda la sección de lácteos. No solo te aporta una dosis de proteína animal, porque procede de la leche, sino que los cultivos de bacterias activas usados en el proceso de fermentación también contienen probióticos. Los probióticos son bacterias "buenas" presentes de forma natural en el tracto digestivo y necesarias para una salud óptima.

El yogur es tan beneficioso para la salud que en muchas tiendas de comida prácticamente ocupa toda la sección de lácteos.

Hay estudios que demuestran que tomar 3.2 onzas de yogur (90 gramos) dos veces al día no solamente disminuye los niveles de sulfuro de hidrógeno y otros componentes del sulfuro responsables del mal aliento, sino que también elimina las bacterias que recubren la lengua, reduce la formación de placa dental que también puede causar mal aliento y reduce el riesgo de caries y de gingivitis. Se cree que las bacterias del yogur acaban con la producción de bacterias que generan sulfuros en la boca.

Los mejores yogures indican exactamente cuántos cultivos contiene el producto. Los cultivos que encontramos con mayor frecuencia son *lactobacillus bulgaricus, streptococcus thermophiles* y *bífidobacterias*. Las distintas cepas de esas bacterias producen distintos sabores y pueden tener efectos diferentes sobre tu cuerpo. Lo mejor es probar diferentes marcas para determinar cuál es la que mejor se adapta a ti.

Hierbas para un buen aliento

El perejil y el eneldo son famosos por su alto contenido en clorofila, y ambos son geniales refrescantes bucales. Dado que el perejil suele usarse para decorar el plato, cuando comes fuera de casa puedes aprovecharlo para refrescarte la boca después de comer simplemente mascándolo. ¡Hazlo sin miedo, mantendrá tu aliento fresco durante horas! El eneldo tiene, además, propiedades diuréticas, al margen de que mejora cualquier plato.

Otras hierbas que puedes comer o simplemente mascar después de una comida o a lo largo del día son el cilantro, la hierbabuena, el cardamomo y el estragón. Si usas hierbas frescas, también puedes introducirlas en agua caliente y beberlas como infusión. Esto no solamente combate la halitosis, sino que tiene un fantástico efecto digestivo, así que ¡consigues una doble ventaja!

Vitaminas para un aliento fresco

Toma alimentos ricos en vitamina C. Esta vitamina crea un entorno hostil donde las bacterias no pueden vivir. Los alimentos con alto contenido en vitamina C son las naranjas, los limones, la uva, el brócoli y otras verduras de hoja verde, como las espinacas. No tienes por qué tomar suplementos de vitamina C, ya que está presente en muchos otros alimentos además de los mencionados. La pimienta, por ejemplo, es una buena fuente de vitamina C y de flavonoides, que mejoran el aspecto de la piel y la circulación sanguínea.

¡El mejor postre para tener buena salud y buen aliento!

Otra forma de limpiar tu boca después de comer es tomar una manzana. De hecho, el zumo que contiene la manzana puede limpiar perfectamente tus dientes, y hacerlo muy bien. Una manzana jugosa, como una *Granny Smith*, ayudará a solucionar el problema. Y, al fin y al cabo, como ya hemos dicho, ¡una manzana al día y el médico no entra en casa

Su Majestad la Patata

"No necesitas cocinar obras maestras a la última ni complicadas, sino simplemente buena comida hecha con ingredientes frescos" - Julia Child

Puede que te haga gracia y te preguntes por qué se considera a este producto tan sencillo como una reina, una majestad. Mucha gente no respeta a la patata como se merece. Voy a mostrarte por qué merece ser tratada como una planta con título nobiliario.

Ante todo, la patata es el vegetal más cultivado en todo el mundo. Se la conoce prácticamente en todos los sitios y se la consume en infinidad de formas. Esta planta pertenece a una variedad de verduras muy rica en alcaloides, como los tomates, las berenjenas o los pimientos. Son la parte hinchada de una rama subterránea, conocida como tubérculo. El tubérculo está concebido para aportar alimento a la parte verde de la planta. Si dejamos florecer esta planta y la flor se convierte en un fruto, es algo parecido a un tomate, pero no es comestible.

La patata ofrece muchos beneficios sobre la salud. Por desgracia, mucha gente solamente toma patatas fritas de bolsa o precocinadas, ambas repletas de grasa. Ni siquiera solemos consumir las patatas asadas en su estado natural, sino que las acompañamos con mantequilla, nata líquida, queso crema o *bacon*, lo que disminuye su acción beneficiosa para la salud.

Si las consumimos con una cantidad tan grande de grasa, las patatas favorecen las enfermedades vasculares, incluyendo infartos y derrames cerebrales. Pero elimina toda esa grasa añadida y tómalas solas o sazonadas con hierbas, porque una patata asada es algo excepcionalmente saludable. Aporta pocas calorías, tiene un alto contenido en fibra y ofrece protección frente a enfermedades cardiovasculares e incluso cáncer. Los estudios demuestran que, además, es una de las plantas más efectivas a la hora de reducir la tensión arterial.

> *La patata tiene otras propiedades impactantes. Contiene sesenta tipos diferentes de fitoquímicos y vitaminas en la carne y en la piel*

La patata es una buena fuente de vitamina C, de vitamina B6 y de minerales como el cobre, el potasio y el manganeso, además de, como ya hemos dicho, fibra. Junto a todos ellos, también contiene numerosos compuestos que ofrecen protección ante los radicales libres.

La patata tiene otras propiedades impactantes. Contiene sesenta tipos diferentes de fitoquímicos y vitaminas en la carne y en la piel, tanto si se han cultivado de forma silvestre o de forma comercial. ¡Hay que desterrar esa idea de que la patata no es más que una fuente de almidón!

La verdad es que el cultivo de las patatas se remonta a varios miles de años atrás. Son originarias de la cordillera de los Andes, en Sudamérica. Se calcula que los indígenas de la zona las cultivan desde hace entre cuatro y siete mil años.

Las patatas son una de las pocas plantas que pueden crecer a esas altitudes, por eso se convirtieron en un alimento básico para los habitantes de la zona. Los componentes son tan numerosos y saludables que la patata debería formar parte de la dieta de todo el mundo -siempre que no nos limitemos a las patatas fritas.

Espero que ahora entiendas por qué se considera que la patata es una reina. La verdad es que es el invitado estrella de muchas cocinas de todo el mundo.

Lo que las alcachofas pueden hacer por tu salud

"Una buena cocina es como una hechicera que reparte felicidad" - *Isa Schiaparelli*

La alcachofa es toda una sorpresa en lo relativo a nuestra salud y nuestro ánimo. Mucha gente no sabe ver la cantidad de recursos que pueden ayudarle a tener alivio ante muchas dolencias. En este caso, hablamos de uno que hasta es bonito por fuera, porque luce como una flor. Se cultiva principalmente en la región mediterránea y los egipcios fueron los primeros en nombrarla.

Vamos a empezar por enfermedades comunes que pueden curarse gracias a la sustancia amarga que contienen las alcachofas. Es una sustancia que no se encuentra en lo que solemos comer de la alcachofa. Se extrae de las hojas secas y puede tomarse como una infusión o en cápsulas. Esta sustancia puede aliviar enfermedades del hígado y la vesícula biliar. Puede aumentar el flujo de bilis, haciendo que sea suficiente para procesar la grasa que contengan los alimentos.

Mucha gente suele tomar la flor o el corazón de la alcachofa. También puedes tomar el líquido de las hojas. Todas las partes tienen una cantidad sorprendente de nutrientes y de ingredientes útiles que la hacen merecedora de tu atención. Entre ellos se encuentran los siguientes:

Vitamina C: facilita la absorción del hierro y refuerza el sistema inmunitario, previniendo resfriados y gripes.

Provitamina A: buena para la vista.

Vitaminas B1 y B6: facilitan el funcionamiento adecuado del sistema nervioso.

Vitamina B9: también llamada ácido fólico. Su misión es producir células nuevas saludables en el cuerpo, siendo, por tanto, de crucial importancia.

Zinc: un mineral esencial con varias funciones en el cuerpo que lo hacen absolutamente necesario.

Hierro: muy importante en la formación de nuevas células sanguíneas. Las mujeres necesitan un aporte mayor debido a la pérdida que sufren con la menstruación.

Calcio: necesario para huesos y dientes.

Magnesio: ayuda a formar proteínas. Las alcachofas contienen alrededor de un 4% de proteínas. Son proteínas muy valiosas porque no están unidas a la grasa. Como proteína vegetal, es pura y puede absorberse fácilmente.

Flavonoides: antioxidantes que evitan la destrucción y obstrucción de los vasos sanguíneos. Esto es muy importante porque la obstrucción podría causarte problemas arteriales, lo que quiere decir que tu sangre no podría circular adecuadamente ni llegar al cerebro u otras partes importantes.

Además de los beneficios enumerados anteriormente, la alcachofa es de gran ayuda en caso de problemas de articulaciones y enfermedades metabólicas. Si te duelen tanto las caderas que casi no puedes andar, los nutrientes de la alcachofa pueden llegar a reducir tu dolor y sufrimiento.

Así pues, cómelas a menudo. Disfruta de su delicado sabor y da las gracias a la madre naturaleza por este regalo.

Los pequeños cambios crean grandes mejoras

"Una de las mejores cosas de la vida es que debemos detenernos regularmente, sin importar lo que estemos haciendo, para dedicar nuestra atención a comer"
- Luciano Pavarotti

Espero que ya estés convencido de que nuestra dieta es muy importante. Lo que comemos afecta a cómo nos sentimos y cómo nos sentimos afecta a lo que comemos. Cuando tenemos estrés y ansiedad, podemos tener tendencia a comer demasiado, a comer poco o a comer los alimentos incorrectos. Todas las opciones son malas para nuestro cuerpo, que sin embargo siempre está haciendo todo lo posible por apoyarnos.

Sé amable contigo mismo y haz que cuidar de ti sea una prioridad examinando tu dieta y escogiendo uno o dos cambios pequeños para hacer en un plazo semanal o mensual. No intentes hacer todos los grandes cambios de golpe, especialmente si sufres depresión, ansiedad o ambas. Toma una idea de

Toma una idea de este libro y comprométete a probarla durante siete o diez días.

este libro y comprométete a probarla durante siete o diez días. El mero hecho de decidir hacer aunque sea solamente una acción saludable le envía un mensaje a tu cuerpo, a tu mente y a tu espíritu diciéndoles que tienes la intención de hacer los cambios que necesitas para sentirte mejor y que estás preparado para volver a tomar las riendas de tu vida.

Hazte a ti mismo las siguientes preguntas. No hace falta que las contestes todas, simplemente elige una que te suene bien y mira a ver qué respuestas se te ocurren después de "rumiarla" durante un rato.

1. ¿Qué aspectos de mi dieta funcionan correctamente y me hacen sentir bien? ¿Qué es lo que debo seguir haciendo?

2. ¿Qué aspecto de mi dieta sé que necesito cambiar para sentirme mejor? ¿Qué puedo hacer para que sea más fácil realizar ese cambio? ¿Cómo puedo hacer que sea divertido y fácil hacer ese cambio?

3. ¿A qué comida le presto más atención? ¿Qué puedo hacer para que esa comida sea más saludable?

4. ¿Qué comida suelo desatender? ¿Cómo puedo mejorar esa comida para cuidar más de mí mismo?

5. ¿Qué *snack* no saludable tomo actualmente y estoy dispuesto a sustituir por otro saludable? ¿Qué podría gustarme?

6. ¿Quién más puede ayudarme a hacer los cambios necesarios en mi dieta?

7. ¿Cómo voy a celebrarlo una vez que haya incorporado algunos cambios saludables en mi dieta?

No olvides la necesidad de celebrarlo y de recompensarte a ti mismo cuando hagas los cambios dietéticos que necesitas para reforzar tu salud y tu vitalidad. Cambiar puede ser difícil cuando estás estresado o saturado, pero es totalmente necesario. Se dice que la expresión de la locura es "hacer lo mismo y esperar resultados diferentes". Así, no puedes seguir comiendo las mismas cosas y esperar sentirte de otra forma. Por lo tanto, tienes que planear una recompensa saludable cuando consigas realizar algunos hábitos alimenticios saludables: comprar unas flores, ir al

No olvides la necesidad de celebrarlo y de recompensarte a ti mismo cuando hagas los cambios dietéticos que necesitas para reforzar tu salud y tu vitalidad.

cine con alguien querido, relajarte con ese libro nuevo que hace tanto que quieres leer o invitar a unos amigos a comer una comida saludable preparada por ti mismo.

Comer puede ser divertido y fácil, pero lo PRIMERO que tienes que tener en cuenta es que POR FIN no te sientes ansioso. Los buenos alimentos pueden ponerte realmente de buen humor. ¡Compruébalo, te lo mereces!

¿Qué hay del deporte?

"Creo que si haces ejercicio, tu estado mental -mi estado mental- suele estar más preparado para los desafíos mentales. Cuando consigo apartar lo físico de mi camino, siempre parece que tengo calma y una mayor autoestima." -Stone Gossard

¿**H**as visto la película *Una rubia muy legal?* Una estudiante de derecho en prácticas llamada Elle Woods aporta esta defensa inverosímil en una simulación de un juicio, donde la acusada es una profesora de *fitness:* "El ejercicio aporta endorfinas a tu cuerpo. Las endorfinas hacen felices a la gente. ¡La gente feliz no mata a sus maridos!"

Aunque se exagera la lógica para producir un efecto cómico, hay bastante de verdad en el argumento de Elle. Practicar ejercicio físico de forma regular tiene propiedades reconfortantes naturales. Está demostrado que el ejercicio no solamente ayuda a combatir la depresión, sino también la ansiedad.

El ejercicio como un reductor de tensión natural

El ejercicio aporta endorfinas, un antidepresivo natural, a tu cuerpo. Además de endorfinas, con el ejercicio también se libera serotonina, norepinefrina y dopamina, que son los neurotransmisores que influyen en el estado de ánimo y ayudan a combatir las enfermedades.

Los resultados están demostrados. Una investigación dirigida por el Dr. Andreas Stroehle, un profesor asistente de psiquiatría en la Universidad de Medicina de Charite, en Berlín, demostró que el ejercicio físico tiene efectos antipánico inmediatos. De hecho, cuando se compararon los efectos de un descanso reposado con los de un entrenamiento aeróbico de treinta minutos, se demostró que el ejercicio ofrece resultados muy notables a la hora de reducir los ataques de pánico.

Los efectos del ejercicio sobre una persona no solamente tienen que ver con las endorfinas. Además de una mejora física, también aporta ventajas a nivel mental.

El ejercicio como la meditación del cuerpo

La capacidad de centrarse y la tenacidad son cosas importantes que necesitas aprender cuando luchas con la ansiedad.

Los principios de higiene mental de los que hemos hablado anteriormente también se aplican al ejercicio físico.

El ejercicio mental te obliga a centrar tu mente para conseguir el mejor rendimiento posible pese al cansancio y el agotamiento. También tiene que ver con una dedicación persistente.

La capacidad de centrarse y la tenacidad son cosas importantes que necesitas aprender cuando luchas con la ansiedad. A menudo, las personas ansiosas tienen dificultades a la hora de seguir una pauta de ejercicios regular por sus miedos y su aprehensión, de la misma forma que tienen problemas para combatir la ansiedad. Al aprender a centrarse y a ser tenaces para conseguir un objetivo físico en vez de algo mental, desarrollan su capacidad de lograr algo, a lo que podrán recurrir cuando sufran un ataque de ansiedad.

Encontrarte a ti mismo a través de la meditación

Tomarte unos minutos al día para ti mismo es suficiente para aclarar tu mente, pero, si te resulta difícil concentrarte, prueba a meditar a través de la música.

Hay gente a la que le relaja escuchar el sonido de las olas o de la lluvia al caer. Otros necesitan estar más dirigidos, así que para ellos lo mejor es tener una persona que los guíe para relajarse. En la mayoría de tiendas de música pueden comprarse CDs, y también los hay que pueden descargarse de internet.

Lo que importa con la meditación es ser constante. Tienes que encontrar tiempo todos los días para relajarte. Para romper con la monotonía, prueba con distintos tipos de ejercicios: un día puedes escuchar música y otro día practicar ejercicios con la respiración. También puedes hacer algo tan sencillo como tomar un baño caliente relajado y largo al final del día.

También hay quien experimenta dificultades al meditar estando sentado o quedándose quieto. Cuando haces ejercicio, puedes hacer que los movimientos de tu cuerpo

> *Lo que importa con la meditación es ser constante.*

sean el punto central de la meditación. En este sentido, el ejercicio es una forma de trascendencia. Al hacer ejercicio, tu mente y tu cuerpo se liberan momentáneamente de todo lo que se les exige.

Que el ejercicio físico puede ser una forma de meditación es algo que la medicina oriental lleva explotando desde hace mucho. La mayoría de los deportes de origen chino o japonés, por ejemplo, son de naturaleza meditativa.

Uno de esos ejercicios es el QiGong. El QiGong es un deporte tradicional chino que combina los movimientos físicos con una respiración controlada para centrarse en centros energéticos concretos del cuerpo.

Para los occidentales, el QiGong tradicional puede ser difícil de valorar. Por ello, se han formulado versiones occientalizadas de estos métodos. Una de estas versiones es el llamado SpringForest QiGong. Este método fue desarrollado por un maestro chino afincado en los Estados Unidos que comprendió que los métodos ancestrales del QiGong tradicional que llevaban usándose miles de años en China no eran buenos para los habitantes de países industrializados porque eran demasiado complicados y la mentalidad china no es tan fácil de comprender. Hablamos del maestro Chunyi Lin.

Chunyi Lin dice que este método se basa en el amor, el perdón y la amabilidad. Estos tres conceptos vitales ayudan a vivir una buena vida. Según Chunyi Lin, y es algo que te invito a comprobar por ti mismo, una sonrisa relaja el cuerpo entero. Es algo realmente cierto. Si lo practicas a diario, donde puedas hacerlo, inmediatamente obtendrás los beneficios propios de un cuerpo relajado. Si tus músculos están relajados, no hay lugar para la ansiedad.

Si te interesa aprender la técnica de QiGong SpringForest, existen cursos, manuales y cds disponibles en centros especializados del estado de Minnesota, así como en LearningStrategies.com o en la tienda online de SpringForestQiGong.

El ejercicio como una desintoxicación natural

Pocas personas saben que el ejercicio es un buen método de desintoxicación. Incluso por el mero hecho de sudar, tu cuerpo ya elimina químicos tóxicos presentes en en tu cuerpo. La propensión a la ansiedad puede ser también el efecto de la acumulación de toxinas presentes en tu organismo.

El ejercicio también estimula nuestro sistema linfático. Esto quiere decir que cuanto más nos movemos, más fácil es para tu organismo llevar la sangre cargada de oxígeno a los distintos órganos de tu cuerpo. Cuando todos nuestros órganos vitales funcionan correctamente, tenemos menos tendencia a sentir tensión en las distintas partes de nuestro cuerpo.

Ejercicios sencillos que puedes hacer en casa o en el trabajo

Mucha gente cree que hacer ejercicio es sinónimo de ir al gimnasio. Aunque no hay ningún problema con matricularse en un gimnasio, comprometerse con ello puede ser excesivo, y acabar siendo un motivo para no hacer ejercicio.

Hay otras formas de hacer ejercicio SIN salir de casa, y sin invertir horas de tiempo.

Pocas personas saben que el ejercicio es un buen método de desintoxicación. Incluso por el mero hecho de sudar, tu cuerpo ya elimina químicos tóxicos presentes en tu cuerpo.

Es mejor que tengas una hora concreta dedicada a hacer ejercicio. Pero si no puedes también hay muchas formas de incorporar el ejercicio físico a tu rutina diaria, como:

Caminar

Si tu oficina está cerca de casa, ve andando en vez de en coche o transporte público. Caminar, junto con el jogging, se considera el ejercicio más popular y más desintoxicante. Un paseo diario de quince minutos puede implicar una mejora considerable en tu salud. Recuerda que es mejor caminar al aire libre antes que hacer cualquier otro ejercicio de interior.

Prueba a pasear al perro durante media hora o a usar las escaleras en vez del ascensor cuando vayas a trabajar. Si trabajas en casa, toma unas cuantas latas de fruta y haz pesas. Busca en internet clubs de *running* en tu zona.

Si quieres tener un resultado mayor y socializar, intenta escoger un deporte nuevo, o enseñarlo en tu gimnasio juvenil local.

Estiramientos sencillos

Pasear es un ejercicio aeróbico que favorece a tu corazón y tus pulmones. Pero el ejercicio no tiene solamente objetivos aeróbicos, sino también relajar tus músculos y aumentar tu flexibilidad. Siempre que puedas, estira tu cuerpo. Esto es especialmente importante cuando tienes un trabajo de oficina que te hace estar sentado durante todo el día.

Algunos ejercicios sencillos que puedes hacer en casa incluyen: estirar tus brazos hacia arriba tanto como puedas y luego bajarlos lentamente, alineados con la espalda; flexionarte hasta tocarte los tobillos con las rodillas sin doblar, o levantarte y sentarte de tu silla varias veces.

Estar de pie

¡Sí, estar de pie! Los estudios demuestran que es verdad que quemas más calorías estando de pie que sentado. Por lo tanto, intenta buscar tantas ocasiones para estar de pie como puedas. Si trabajas en una oficina, contesta al teléfono de pie. Hacer de esto un hábito es algo que puede ayudarte de verdad.

¿De verdad quieres recuperar tu salud?

"¿Qué es lo primero que haces para aprender a nadar? Te equivocas, ¿verdad? Y ¿qué sucede? Que luego vuelves a equivocarte en otras cosas, y cuando ya has cometido todos los errores posibles, y algunos de ellos más de una vez, ¿con qué te encuentras? ¿Con que sabes nadar? Bueno, pues ¡la vida es exactamente igual que aprener a nadar! ¡No te preocupes por equivocarte, ya que no hay otra forma de aprender a vivir!"
-Alfred Adler

Una elección verdadera no es algo de una sola vez, sino algo que tienes que repetir una y otra y otra vez

Vivir con ansiedad puede ser difícil, pero no tiene que ser un impedimento, ni tampoco tiene que ser algo eterno. Haciendo sencillos cambios en tu estilo de vida, estás en el buen camino si quieres recuperar tu salud.

Sin embargo, el camino que tienes que recorrer no es fácil. Los ejercicios y consejos dietéticos que aparecen en este libro no son curas milagrosas, sino guías para ayudarte a recuperar tu salud. Ponerlos en práctica requiere mucho trabajo y disciplina, y siempre habrá días en que te olvidarás o cometerás errores. Eso no es importante. Lo importante

Los ejercicios y consejos dietéticos que aparecen en este libro no son curas milagrosas, sino guías para ayudarte a recuperar tu salud.

es tu compromiso a decir adiós a la ansiedad, y recuperar el control sobre tu vida.

Así que pregúntate a ti mismo "¿De verdad quiero recuperar mi salud?"

Si la respuesta es sí, ¿cuánto lo quieres? La respuesta determinará hasta qué punto estás dispuesto a aplicar estos cambios a tu vida, y durante cuánto tiempo vas a estar dispuesto a hacerlo.

En vez de hacer un salto de gigante, es mejor que des pasos pequeños que te vayan adentrando en una nueva rutina.

Las siguientes son algunas sugerencias para ayudarte a hacer esa transición:

Recuperar tu salud... en 21 días

Se dice que los hábitos se crean en veintiún días. Es decir, que en tres semanas puedes desarrollar hábitos nuevos, o deshacerte de los antiguos.

Dar un primer paso hacia el cambio es siempre lo más difícil, así que aquí tienes unas cuantas sugerencias para ayudarte a recorrer el camino

1. *Haz una lista con lo que quieres cambiar.* Pregúntate a ti mismo por qué emprendes este viaje, y para qué. Al enumerar tus objetivos, no solamente los harás más visibles, sino que también más fáciles de alcanzar.

2. *Traza un pequeño plan de ataque.* Tener un plan puede ayudarte a mantenerte en el camino, y a hacer que los días

siguientes siempre sean un poco más llevaderos. Planea tus comidas para las próximas tres semanas, y detalla los ejercicios que haces y cuándo. Reserva algunos momentos del día a la meditación, e informa a tu familia de ellos para evitar interrupciones innecesarias.

3. *Escribe un diario.* Puede parecer que estás escribiendo demasiado, pero es importante anotar lo que desencadenan tus sentimientos de ansiedad y cuándo sucede. Saber las causas de los episodios no solamente te ayuda a eliminarlas, sino que te hará sentir que tienes un mayor control sobre tu vida, algo que hace mucho que no sientes.

4. *Ten a un ayudante de "contabilidad".* Los primeros días de transición serán difíciles, así que puede que necesites hablar con alguien que sepa lo que estás haciendo. Puede ser alguien de tu familia, un amigo o un consejero. Estas personas también te servirán como recordatorios que te ayudarán a centrarte en cambiar tu estilo de vida y seguir adelante.

> **habrá momentos en los que querrás volver atrás a tus viejos hábitos. Es normal, simplemente acomódate en tu nueva rutina. Acoplarse es parte del proceso.**

Incluso aunque esas tres semanas te resulten bastante agradables, habrá momentos en los que querrás volver atrás a tus viejos hábitos. Es normal, simplemente acomódate en tu nueva rutina. Acoplarse es parte del proceso.

¡Recuerda siempre que estas tres primeras semanas son solamente una piedra fundacional de tu camino hacia la recuperación, una recuperación que implica una vida saludable y libre de ansiedad!

Sobre la autora

Elisabetta Reist trabaja con clientes de todas las edades y disfruta de la paz y la alegría que se obtienen al liberarse de los traumas emocionales. Su viaje personal hacia la paz la llevó a obtener el título certificado de profesora de EFT, EMoTrance, Remap, Terapia Agegate y SpringForest QiGong.

Elisabetta se dedica a compartir las herramientas y técnicas que ella misma descubrió mientras hacia su propio viaje para romper el ciclo de la ansiedad en el que había estado atrapada durante años. Este libro es el resultado de su investigación sobre la relación entre la nutrición y la ansiedad, y los resultados que pueden conseguirse si se lleva una dieta saludable y vitalista.

Elisabetta ofrece servicios de coaching personalizado en inglés, italiano, alemán y francés para ayudar a los clientes a liberarse de sus creencias limitantes y conseguir sus sueños. Puedes ponerte en contacto con ella mediante Skype (elisabetta.reist1) o mediante correo electrónico a ereist@restlingue.com.

Visita sus páginas http://www.stopanxietyquick.com y http://www.kissanxietygoodbye.com para obtener más información sobre cómo liberarte de la ansiedad en tan solo veintiún días y vivir la vida de alegría y paz que mereces.

¿Estás preparado para empezar a sentirte mejor ahora? Ve a una de las dos páginas y descarga GRATUITAMENTE tu informe sobre Las formas más sencillas y rápidas de reducir tu ansiedad y accede de forma inmediata y GRATUITA a tu grabación de meditación en la pestaña "Meditación". ¡Te alegrará haberlo hecho!

Referencias usadas para el libro

Bradshaw, John (1988). *"Healing the Shame that Binds You"* USA: Health Communications, Inc.

Coué, Emile (1922) *"Selfmastery though Conscious Autosuggestion"* Library for Higher Learning and Personal Development Institute.

Craig Gary, www.emofree.com

Greary, Amanda. (2001). *"The Food and Mood Handbook: Find Relief at Last from Depression, Anxiety, PMS, Cravings and Mood Swings"*. Thorsons.

Master Chunyi Lin, SpringForestQiGong, Eden Prairie MN/ USA, www.springforestqigong.com; www.bornahealer.com

McGraw, Philip C. (2001). *"Self-Matters: Creating Your Life from the Inside Out"* USA: Simon & Schuster

Pratt, Charlotte W. 85 Cornely, Kathleen (2004). *"Essential Biochemistry"* USA: John Wiley and Sons.

Scheele, Paul, www.LearningStrategies.com

Schultz, Johannes, Luthe Wolfgang: *"Autogenic Therapy: Volume 1, and "Autogenic Therapy"* Volume II: Medical Applications

Somer, Elizabeth (2004). *"The Food and Mood Cookbook: Recipes for Eating Well and Feeling Your Best"* USA: Henry Holt and Company

Taylor, C. Barr 85 Arnow, Bruce (1998). *"The Nature and Treatment of Anxiety Disorders"* USA: The Free Press.

For Your Notes